全国职业院校教育规划教材
全国高等职业教育新形态规划教材

供口腔医学、口腔医学技术、口腔卫生保健等专业使用

口腔影像学

主编 安厚鹏 吕 波

全国百佳图书出版单位
中国中医药出版社
·北 京·

图书在版编目（CIP）数据

口腔影像学 / 安厚鹏，吕波主编 . -- 北京：中国中医
药出版社，2025. 9. --（全国职业院校教育规划教材）
（全国高等职业教育新形态规划教材）.
ISBN 978-7-5132-9804-9

Ⅰ. R780.4

中国国家版本馆 CIP 数据核字第 20255F3P15 号

中国中医药出版社出版

北京经济技术开发区科创十三街 31 号院二区 8 号楼
邮政编码　100176
传真　010-64405721
山东华立印务有限公司印刷
各地新华书店经销

开本 850×1168　1/16　印张 8.25　字数 261 千字
2025 年 9 月第 1 版　2025 年 9 月第 1 次印刷
书号　ISBN 978 - 7 - 5132 - 9804 - 9

定价　39.00 元
网址　www.cptcm.com

服 务 热 线　010-64405510
购 书 热 线　010-89535836
维 权 打 假　010-64405753

微信服务号　zgzyycbs
微商城网址　https：//kdt.im/LIdUGr
官 方 微 博　http：//e.weibo.com/cptcm
天猫旗舰店网址　https：//zgzyycbs.tmall.com

如有印装质量问题请与本社出版部联系（010-64405510）

全国职业院校教育规划教材
全国高等职业教育新形态规划教材

《口腔影像学》
编委会

主　　编　安厚鹏　吕　波
副主编　周勋辉　夏　萍
编　　者　（以姓氏笔画为序）
　　　　　吕　波（黑龙江省高等护理专科学校）
　　　　　安厚鹏（漳州卫生职业学院）
　　　　　张晓平（漳州市医院）
　　　　　苑彩虹（漳州卫生职业学院）
　　　　　周勋辉（泉州医学高等专科学校）
　　　　　夏　萍（白城医学高等专科学校）

前　言

　　"全国高等职业教育新形态规划教材"是为贯彻党的二十大精神和习近平总书记关于职业教育工作和教材工作的重要指示批示精神，落实《关于深化现代职业教育体系建设改革的意见》《国家职业教育改革实施方案》《关于推动现代职业教育高质量发展的意见》等文件精神，由中国中医药出版社联合全国多所高职高专院校及行业专家统一规划建设的，旨在提升医药职业教育对全民健康和地方经济的贡献度，实现职业教育与产业需求、岗位胜任能力的紧密对接，突出新时代中医药职业教育的特色。

　　中国中医药出版社直属于国家中医药管理局，中央一级文化企业。中国中医药出版社是全国中医药行业规划教材出版基地，国家中医、中西医结合执业（助理）医师资格考试大纲和细则及实践技能指导用书授权出版单位，全国中医药专业技术资格考试大纲和细则授权出版单位，与国家中医药管理局中医师资格认证中心建立了良好的战略合作伙伴关系。目前，全国中医药行业高等职业教育规划教材已延续至第6版，覆盖了中医学、中药学、针灸推拿、中医骨伤、康复治疗技术、中医养生保健等多专业，已构建起从基础理论到实践应用的较为完整的教学体系。

　　本套教材可供口腔医学、口腔医学技术、口腔卫生保健等专业学生使用，具有以下特点：

　　1. 坚持立德树人，融入课程思政内容和党的二十大精神。把立德树人贯穿教材建设全过程、各方面，体现课程思政建设新要求，推进课程思政与医药人文的融合，大力培育和践行社会主义核心价值观，健全德技并修、工学结合的育人机制，努力培养德智体美劳全面发展的社会主义建设者和接班人。

　　2. 加强教材编写顶层设计，科学构建教材的主体框架，打造职业行动能力导向明确的金教材。教材编写落实"三个面向"，始终围绕医药职业教育技术技能型、应用型人才培养目标，以学生为中心，以岗位胜任力、产业需求为导向，内容设计符合职业院校学生认知特点和职业教育教学实际，体现了先进的职业教育理念。

　　3. 与岗位需求对接，加强产教融合。教材突出理论与实践相结合，强调动手能力、实践能力的培养。鼓励专业课程教材融入产业发展的新技术、新工艺、新规范、新标准，满足学生适应项目学习、案例学习、模块化学习等不同学习方式的要求，注重以典型案例为载体组织教学单元、有效激发学生的学习兴趣和创新潜能。

4.强调质量意识，打造精品示范教材。将质量意识、精品意识贯穿教材编写全过程。围绕现行教材出现的问题，以问题为导向，有针对性地对教材内容进行修订完善，力求打造适应职业教育人才培养需求的精品示范教材。

5.加强教材数字化建设。打造精品融合教材，探索新型数字教材。将新技术融入教材建设，丰富数字化教学资源，满足职业教育教学需求。

6.与考试大纲接轨。编写内容科学、规范，突出职业教育技术技能人才培养目标，与口腔执业（助理）医师资格考试大纲一致，提高学生的执业考试通过率。

本套教材由60余所高等职业教育院校及三甲医院、大型企业的资深教学专家和行业专家结合教学要求及行业需求精心编撰，体现了全国口腔医学行业齐心协力、求真务实的工作作风，谨此向有关单位和个人致以衷心的感谢。

尽管所有组织者与编写者竭尽心智，精益求精，本套教材仍有一定的提升空间，敬请各教学单位、教学人员及广大学生多提宝贵意见和建议，以便修订时进一步提高。

中国中医药出版社
2025年5月

编写说明

随着现代科学技术的发展，口腔医学领域也在快速发展。口腔影像学在口腔医学专业中是基础知识和临床知识的桥梁，是诊断与治疗不可缺少的重要工具，其发展推动了口腔医学的进步，不仅丰富了口腔疾病的诊断手段，还为提高疗效提供了有力的支持。

在编写《口腔影像学》的过程中，我们立足于口腔影像学的基础理论与前沿进展，系统梳理了各类影像技术的原理、操作规范及临床应用场景，并着重探讨了影像诊断中的循证医学思维与跨学科整合策略。书中结合临床案例与影像图谱，力求将抽象的理论转化为直观的实践指导。我们在充分考虑当前高职院校口腔医学教育实际需求的同时，力求内容更全面、结构更严谨、实用性更强，旨在为广大口腔医学专业的教师及学生提供一本全面、系统、实用的教材。我们增加了思考题、案例分析等板块，以激发学生的学习兴趣和主动思考能力。本教材的内容不仅涵盖了口腔颌面部解剖结构、常见口腔疾病的影像学表现及诊断要点，还增加了影像学技术在口腔颌面外科、口腔种植等领域的应用。同时，我们结合了当前口腔影像学的最新进展和研究成果，力求呈现一套完整的知识体系。

此外，在介绍影像学技术的同时，我们也融入了思政教育、医患沟通、伦理道德、人文关怀等方面的内容。通过案例分析和讲解，我们希望学生能够深刻体会到医学的人文精神，从而在实践中更加注重对患者的关心照顾。

本教材第一章、第二章、第三章由夏萍编写，第四章由吕波编写，第五章、第十一章由张晓平编写，第六章、第九章由周勋辉编写，第七章由苑彩虹编写，第八章、第十章由安厚鹏编写。

我们要感谢所有为本书编写付出辛勤努力的编者、编辑，以及提供宝贵意见和建议的行业专家。得益于大家的支持和帮助，本书顺利出版。由于水平所限，本教材难免存在不足之处，希望广大读者在使用过程中多提宝贵意见，我们会不断改进和完善。

编委会

2025 年 6 月

目 录

全书数字资源

第一章　绪　论

口腔影像学在口腔医学专业课程设置中具有不可或缺的地位，是口腔医学教育体系中的核心组成部分。这门学科在口腔临床实践与基础理论研究之间发挥着重要的纽带作用，为口腔疾病的诊断和治疗提供了关键的影像学支持。通过系统的影像学知识学习和技能训练，学生能够掌握各类影像学检查方法的原理和应用，为未来的临床工作奠定坚实基础。

一、口腔影像学的内容和发展简史

（一）学科内容

医学影像学作为现代医疗体系中不可或缺的支柱性学科，涵盖了多种诊断技术体系的内容。其中，计算机断层扫描（computed tomography，CT）技术能够提供精确的断层图像，超声检查（ultrasonography）以其无创性广泛应用于临床诊断，放射性核素显像（radionuclide imaging）在功能成像方面具有独特优势，磁共振成像（magnetic resonance imaging，MRI）技术则能提供优异的软组织对比度。此外，介入放射学的发展为微创治疗开辟了新途径。在这些现代影像技术中，传统的 X 线检查技术依然保持着其基础性地位，为各类影像诊断提供了重要的参考依据。

口腔影像学作为医学影像学的专业分支，其研究范畴涵盖放射生物学原理、辐射防护措施，以及各类影像学检查方法。该学科重点研究牙体牙周疾病、颌面部感染性病变、囊性病变、良恶性肿瘤、创伤性损伤、唾液腺疾病及颞下颌关节疾病的影像学表现，同时涉及系统性病变在颅颌面区域的特征性改变。随着学科发展，介入放射学和种植影像学等新兴领域也逐步成为重要研究方向。在 X 线检查的基础上，CT、超声检查、放射性核素显像和 MRI 等现代影像技术的引入，极大地拓展了口腔颌面部疾病的诊断视野。

（二）发展简史

1895 年伦琴（Röntgen）宣布发现 X 射线，这项技术在医学领域的应用就迅速展开。德国学者将其应用于牙科摄影，开创了口腔影像学的先河。X 射线凭借其独特的穿透特性，能够将人体内部结构呈现在胶片或荧光屏上，通过不同组织对射线的吸收差异形成对比影像，为疾病诊断和治疗方案的制定提供重要依据。1968 年，首届国际牙颌面放射学学术会议在智利举行，国际口腔颌面放射学协会（International Association of Dentomaxillofacial Radiology，IADMFR）成立，标志着该学科进入新的发展阶段。

在我国，口腔影像学的发展经历了从无到有的过程。在 1949 年以前，这一领域几乎处于空白状态，随着医疗卫生事业的发展，该学科逐步建立起完整的体系。1987 年，我国召开了首届全国口腔放射学学术会议，并成立了中华医学会口腔科学会口腔放射学组，标志着专业人才队伍初步形成。作为一门新兴学科，口腔放射学已从最初的牙科放射学逐步拓展为口腔颌面放射学，并正在向更全面的口腔影像学方向发展。与此同时，介入放射学和实验放射学等分支领域也取得了显著进展。进入 21 世纪后，我国口腔影像学发展步伐进一步加快。2000 年，第 3 届亚洲口腔颌面放射学会议暨第 4 届全国口腔颌面放射学会议在北京成功举办，期间成立了中华口腔医学会口腔颌面放射专业委员会，为学科发展提供了重要平台。2007年，第16届国际口腔颌面放射学大会在京召开，获得国际同行的高度评价，显著提升了我国在该领域的国际地位。

口腔影像学的发展凝聚了众多学者的智慧与贡献，其技术演进可分为以下几个重要阶段。

1. 牙科 X 线摄影技术　凯尔斯（C.E.Kells）作为纽约大学牙科学院（原纽约牙科学校）1878届毕业生，于1896年春季完成了美国首例牙科 X 线摄影。在拍摄过程中，他创新性地使用木板固定患者头部，这一无意之举开创了滤线板应用的先例。为表彰其贡献，杜兰大学于1927年授予其荣誉学位，并设立专门的纪念场馆。

2. 断层成像技术演进　韦尔博纳（Vellebonna）于1930年研制出首台体层摄影设备，该技术在20世纪30年代末应用于颞下颌关节疾病诊断，并于20世纪50年代引入我国。战后时期，芬兰学者皮埃特罗（Peatero）开发出曲面体层摄影设备，该设备于1954年实现商业化，可一次性获取全口牙列及颌面部结构的完整影像，经过多次改良后于20世纪70年代引入我国临床应用。

3. 造影诊断技术发展　颞下颌关节造影技术由诺加德（Norgaard）于1944年首次报道，但由于技术限制，其应用在随后的20年间进展缓慢。我国学者自20世纪60年代起开展相关研究，取得显著成果。在涎腺造影方面，阿尔瑟兰（Arcelin）于1913年首次使用铋剂进行导管显影，但因不良反应而中断。我国学者在20世纪30年代即开展涎腺肿瘤造影研究，并在20世纪60年代率先进行颌面部血管造影研究。

4. 计算机断层扫描革命　亨斯菲尔德（Hounsfield）与安布罗斯（Ambrose）合作研制的 CT 设备于1971年10月完成首例患者检查，并在同年11月的英国放射学年会上发布，1973年正式发表研究成果，引发医学影像学革命性突破。亨斯菲尔德因此获得1979年诺贝尔生理学或医学奖。我国于20世纪80年代初引入 CT 技术，广泛应用于颌面部疾病诊断。近年来，锥形束 CT（cone beam，CT）凭借其独特优势，在口腔临床诊断中发挥重要作用。

5. 数字减影技术创新　艾德斯·德·普朗特斯（Eiedses Des Plantes）于1961年发明的图像减影技术最初应用于血管造影。1980年，美国威斯康星大学研发出数字减影血管造影系统。我国学者在颞下颌关节造影和涎腺造影领域开展创新性研究，特别是在数字减影技术应用方面取得突破性进展。1982年，格朗达尔（Grondahl）等学者将该技术引入牙科 X 线诊断，显著提升了早期病变检出率。我国学者在该领域的研究已达到国际先进水平。

6. MRI、超声检查和放射性核素显像技术　近20年来，MRI、超声检查及放射性核素显像等先进技术的引入，推动了口腔颌面放射学向更全面的医学影像学领域迈进。MRI 技术的问世与 CT 的发明同样具有划时代意义，为医学影像学发展带来革命性突破。该技术的奠基者劳特伯（Paul C. Lauterbur）和曼斯菲尔德（Peter Mansfield）因其卓越贡献荣获2003年诺贝尔生理学或医学奖。在临床应用中，MRI 以其无辐射、高软组织分辨率等优势，已成为颞下颌关节疾病和颌面部肿瘤诊断的重要工具。尽管我国学者已开展相关临床研究，但由于设备成本等因素，其普及程度仍受限制。与此同时，超声检查和放射性核素显像技术在唾液腺疾病诊断中的应用也取得显著进展，标志着口腔影像学进入新的发展阶段。

7. 介入放射技术　介入放射学作为新兴交叉学科，兴起于20世纪70年代中期，主要研究在影像引导下进行诊断性穿刺和治疗操作。近年来，介入放射技术在口腔颌面领域的应用取得突破性进展。通过经股动脉插管超选择性造影技术，学者们成功开展了一系列创新性治疗，包括富血管性肿瘤的栓塞治疗、动静脉畸形的介入治疗以及恶性肿瘤的动脉灌注化疗等。我国研究人员在该领域取得显著成果，特别是在靶向药物递送系统的研发方面。虽然相关理论和实践仍需进一步完善，但该技术在颌面部肿瘤和血管畸形诊疗中的价值已得到广泛认可。

二、现代口腔影像学的临床应用价值

现代口腔影像学作为口腔医学的重要分支，凭借其多样化的成像技术和精准的诊断能力，在临床实践中发挥着不可替代的作用。其应用价值主要体现在以下几个方面。

（一）精准诊断与早期筛查

现代口腔影像技术能够提供高分辨率的二维及三维影像，帮助医生准确识别口腔颌面部疾病。例如，锥形束 CT 可清晰显示牙齿、颌骨及周围组织的细微结构，对牙体牙周疾病、颌骨囊肿、肿瘤等病变的早期诊断具有重要意义。此外，MRI 技术在软组织成像方面具有独特优势，可有效诊断颞下颌关节疾病和唾液腺病变。

（二）个性化治疗规划

影像学技术为口腔疾病的治疗提供了精确的解剖信息，支持个性化治疗方案的制定。例如，在种植修复中，锥形束 CT 可评估骨量、骨密度及重要解剖结构的位置，确保种植体的精准植入。在正畸治疗中，影像学数据可用于分析牙列及颌骨的形态，辅助制订矫治计划。

（三）微创治疗与介入技术

介入放射学的发展为口腔颌面部疾病的微创治疗提供了新途径。例如，数字减影血管造影（digital subtraction angiography，DSA）技术可用于颌面部血管畸形的栓塞治疗，影像引导下的穿刺活检则可提高病理诊断的准确性。此外，动脉灌注化疗等技术为晚期恶性肿瘤的治疗提供了新的选择。

（四）疗效评估与随访监测

影像学技术在治疗效果的评估和长期随访中具有重要价值。通过对比治疗前后的影像资料，医生可以直观评估病变的改善情况，及时调整治疗方案。例如，可通过 X 线检查监测牙周炎患者牙槽骨的变化，可通过 CT 或 MRI 评估对肿瘤患者治疗的效果。

（五）多学科协作与综合诊疗

现代口腔影像学为多学科协作提供了重要支持。例如，在口腔颌面部肿瘤的治疗中，影像学资料可为外科、放疗科及肿瘤科医生提供统一的诊断依据，促进综合治疗方案的制订。此外，影像学技术在口腔医学与全身系统疾病的关联研究中也具有重要价值。

（六）降低医疗风险与提高患者体验

与传统检查方法相比，现代影像技术具有无创或微创的特点，能够显著降低患者的痛苦和医疗风险。例如，锥形束 CT 的辐射剂量远低于传统 CT，而超声检查则完全无辐射。这些技术不仅提高了诊断效率，还改善了患者的就医体验。

（七）科研与教学支持

口腔影像学为医学研究和教学提供了丰富的影像资料。通过分析大量病例的影像数据，研究人员可以深入探讨疾病的发病机制和演变规律。同时，影像学资料也是口腔医学教育的重要工具，帮助学生直观理解解剖结构和病变特征。

现代口腔影像学通过其多样化的技术手段和广泛的应用场景，显著提升了口腔疾病的诊断和治疗水平。随着技术的不断进步，其在精准医疗、微创治疗和多学科协作中的价值将进一步凸显，为口腔医学的发展注入新的动力。

三、学习影像学的方法

口腔影像学作为口腔医学的重要分支，其学习过程需要理论与实践相结合，注重基础知识的积累和临床实践技能的培养。

（一）夯实理论基础

首先，应掌握相关的基础理论，包括放射生物学、影像解剖学以及辐射防护知识。这些知识是理解影像成像原理和正确解读影像的基础。其次，应掌握各类影像学检查技术的原理、适应证和局限性等，包括 X 线片、锥形束 CT、MRI、超声检查等，熟知每种技术的优缺点及其在临床中的应用场景。最后，应系统学习口腔颌面部常见疾病的影像学表现，如牙体牙周疾病、颌骨囊肿、肿瘤、颞下颌关节疾病等，掌握其典型影像特征和鉴别诊断要点。

（二）注重实践操作

口腔影像学是一门实践性很强的医学学科，学习时必须理论联系实际，将学和用有机结合到一起，才能真正做到学以致用。例如，口腔影像设备操作的学习，应在实验室或临床环境中熟悉各类影像设备的操作流程，包括参数设置、患者体位调整、影像获取及后期处理等。在影像结果分析学习中，通过大量阅片练习，培养影像分析能力。从正常解剖结构入手，逐步掌握病变的影像学特征，学会识别异常影像并做出准确诊断。学习中可借助数字化教学工具或模拟系统进行实践模拟训练，如虚拟阅片软件、锥形束 CT 三维重建模拟等，提升实际操作能力。

（三）结合临床案例

口腔影像学应完成临床病例指导下的学习过程，积极参与临床病例讨论，结合患者病史、临床表现和影像资料，进行综合分析，通过实际病例加深对理论知识的理解。在临床实践中学会与其他科（如口腔外科、正畸科、种植科）协作，了解影像学在不同治疗环节中的作用，提升综合诊疗能力。并对诊断和治疗后的病例进行随访，对比影像资料的变化，总结经验教训，提高诊断准确性。学会从临床病例的影像资料中提取关键信息，结合患者病史和临床表现，进行逻辑推理和综合分析，形成准确的诊断结论。培养鉴别诊断思维，能够区分相似影像表现的不同疾病，避免误诊和漏诊。理解影像学在治疗规划、手术导航和疗效评估中的作用，将影像学与临床治疗紧密结合。

（四）利用现代学习工具

口腔影像学的学习可以利用网络课程、学术数据库和影像学专业网站获取最新的学习资料和研究进展。例如，学习锥形束 CT 的三维重建技术或 MRI 的多平面成像方法。通过各大品牌医学仪器设备公司的官方平台熟练掌握影像处理软件，如 DICOM Viewer、三维重建软件等的操作使用，提升影像分析和处理能力。也可以通过虚拟仿真技术模拟临床场景，进行影像学诊断和操作的练习，提高实践技能。

（五）持续学习与科研探索

口腔影像学技术发展迅速，学习者需要关注新技术、新设备的临床应用，如人工智能辅助诊断、数字化导航技术等。学习者可以参加专业学术会议、研讨会和专业培训，与同行交流经验，拓宽视野；也可通过参与科研项目，深入探讨影像学技术的创新应用，如影像组学、影像生物标志物等，提升科研能力。

（六）注重影像辐射安全

通过口腔影像学的学习，掌握辐射防护知识，学习辐射防护的基本原则和方法，确保在临床操作中保护患者和自身的健康；熟记影像学检查中的伦理问题和相关法律法规，确保医疗行为合规合法。

学习口腔影像学需要理论与实践并重，注重基础知识的积累和临床技能的培养。通过系统学习、实践操作、案例分析和科研探索，逐步掌握影像学技术的应用方法，提升诊断和治疗水平。同时，关注学科发展动态，培养临床思维和科研能力，为成为一名优秀的口腔影像学专业人才打下坚实基础。

四、口腔影像学未来发展与挑战

口腔影像学作为口腔医学的重要支柱，随着科技的不断进步，正迎来前所未有的发展机遇，同时也面临着诸多挑战。未来，口腔影像学将在技术创新、临床应用和学科融合等方面取得突破，但也需要解决技术普及、人才培养和伦理规范等问题。

（一）未来发展方向

1. 技术创新与智能化

（1）人工智能（artificial intelligence，AI）辅助诊断：AI 技术在影像分析中的应用将大幅提升诊断效率和准确性。通过深度学习算法，AI 可以自动识别病变、量化分析影像数据，并为医生提供诊断建议。

（2）三维与四维成像技术：三维成像技术的普及和四维（动态）成像技术的发展，将为口腔颌面部疾病的诊断和治疗提供更全面的信息。

（3）分子影像学：结合核医学和生物标志物技术，分子影像学有望实现疾病的早期诊断和精准治疗。

2. 精准医疗与个性化治疗

（1）数字化导航技术：在种植修复、正颌手术和肿瘤切除等领域，影像学与数字化导航技术的结合将实现更精准的治疗。

（2）影像组学：通过提取和分析影像中的大量数据，影像组学可以为疾病的诊断、预后评估和治疗方案制定提供科学依据。

3. 多学科融合与综合诊疗

（1）影像学与生物材料学的结合：在组织工程和再生医学中，影像学技术可以用于评估生物材料的植入效果和组织再生情况。

（2）全身健康与口腔疾病的关联研究：影像学技术将帮助揭示口腔疾病与全身系统性疾病（如心血管疾病、糖尿病等）的关系，推动综合诊疗模式的发展。

4. 无创与低剂量技术

（1）低辐射成像技术：随着辐射防护意识的提高，低剂量 CT 和新型 X 线成像技术将成为发展趋势，减少患者和医生的辐射暴露。

（2）无创检查技术：如光学相干断层扫描（OCT）和超声检查等无创技术的应用将进一步扩大，提高患者接受度。

（二）面临的挑战

1. 技术普及与成本控制

（1）设备成本高昂：许多先进的影像设备（如 MRI、锥形束 CT）价格昂贵，限制了其在基层医疗机构的普及。

（2）维护与更新成本：高端设备的维护和升级需要大量资金投入，对医疗机构的经济压力较大。

2. 人才培养与专业教育

（1）跨学科人才短缺：口腔影像学的发展需要具备医学、工程学和信息学等多学科知识的复合型人才，但目前相关人才培养体系尚不完善。

（2）继续教育需求：随着技术的快速更新，医生和技术人员需要不断学习新知识，这对继续教育提出了更高要求。

3. 数据安全与伦理问题

（1）患者隐私保护：影像数据的数字化和网络化带来了数据泄露的风险，如何确保患者隐私安全是一个重要挑战。

（2）伦理与法律规范：AI辅助诊断和影像数据的商业化应用需要明确的伦理和法律框架，以免滥用和纠纷。

4. 临床转化与应用推广

（1）新技术临床应用滞后：许多先进的影像学技术在实验室研究中取得了突破，但其临床转化和推广速度较慢。

（2）患者接受度问题：部分患者对新型影像技术（如MRI、放射性核素显像）存在恐惧或误解，影响了技术的普及。

总之，口腔影像学的未来发展充满机遇与挑战。通过技术创新、多学科融合和精准医疗，口腔影像学将为口腔疾病的诊断和治疗带来革命性突破。然而，技术普及、人才培养、数据安全和伦理规范等问题仍需解决。只有通过多方协作和持续努力，才能充分发挥口腔影像学的潜力，推动口腔医学的全面发展。

？ 思 考 题

1. 简述口腔影像学的主要内容。

2. 口腔影像学的发展主要分为哪几个阶段？

3. 如何学习口腔影像学？

本章数字资源

第二章　口腔颌面放射生物学及放射防护学

第一节　口腔颌面放射生物学

📋 案例导入

　　患者，女，24岁，右下后牙冷热水疼痛3天。患者半年前发现右下后牙龋洞，无任何不适症状，未经任何治疗，3天前突感进食冷热食物时，右下患牙疼痛，前往个体门诊就诊，建议进行X线检查确定患者病损深度，患者因怀孕3个月，拒绝接受X线检查，现来院就诊。检查：46颊面深龋，内嵌食物碎屑，洞底较硬，冷热诊敏感，叩痛（－），松动（－）。

问题：1. 患者应做哪些检查？
　　　2. 此患者的正确诊断是什么？

　　自1895年伦琴首次发现X射线以来，这一技术迅速被引入医学领域，广泛应用于诊断和治疗。口腔医学作为其中的一个重要分支，也很快采纳了这一技术。然而，随着放射技术在人体中的广泛应用，人们逐渐意识到放射线不仅具有诊断和治疗的有益效果，还可能对正常组织造成损伤，甚至引发癌变等严重后果。因此，科学家们开始深入研究放射线的生物效应及其致病机制，从而产生了放射生物学这一学科。放射生物效应的规律和机制研究，为肿瘤放射治疗、放射损伤的预防与治疗，以及放射防护标准的制定提供了理论基础。

一、电离辐射概论

（一）电离辐射的分类

　　电离辐射是指能够引发物质电离的射线，主要分为电磁辐射和粒子辐射两大类。

　　1. 电磁辐射　由相互垂直的电场和磁场随时间变化而形成的交变振荡波，以电磁波的形式向前传播。X射线和γ射线都属于电磁辐射，能够引发物质电离，因此被归类为电离辐射。此外，无线电波、微波、可见光和紫外线也属于电磁辐射，但它们无法引起物质分子的电离，因此被称为非电离辐射。这些电磁辐射具有相同的传播速度，但频率和波长不同。波长越短、频率越高，其能量越大，穿透力也越强。X射线产生于原子核外，而γ射线产生于原子核内，两者均由光子组成，是临床诊疗和放射生物学研究中最常用的电离辐射形式。它们与物质相互作用时，主要通过光电效应、康普顿效应和电子对效应三种方式传递能量。在放射诊断中，通常选择以光电效应为主（能量小于50keV）的射线范围；而在放射治疗中，则倾向于使用以康普顿效应为主的高能量范围（若干MeV）。

　　2. 粒子辐射　由物质的基本粒子或其构成的原子核组成的辐射形式。这些粒子具有运动能量和静止质量，通过消耗自身动能将能量传递给其他物质。常见的粒子辐射包括 α 粒子、β 粒子、质子和中子等。α 粒子由放射性核素衰变产生，例如铀和镭，其质量较大且运动速度较慢，因此在短距离内能够引发较多的电离作用。β 粒子则由放射性核素释放，例如放射性碘和放射性锶。直线加速器产生的高能电子流主要在组织深部产生最大程度的电离作用。

（二）电离辐射对生物体产生的生物效应

该效应主要体现在其能够在被作用物质的局部释放大量能量，从而引发物质的电离和激发。这两种作用是电离辐射初始作用的关键环节。

1. 电离作用　电离是指当生物组织中的分子受到粒子或光子流的撞击时，其轨道电子被击出，形成自由电子和带正电的离子。这一过程是高能粒子或电磁辐射的能量被生物组织吸收后引发效应的最重要初始步骤。电离作用是辐射能量传递的核心机制，会直接导致生物分子结构的改变。

2. 激发作用　当电离辐射与组织分子相互作用时，如果能量不足以将轨道电子完全击出，则可能使电子跃迁到更高能级的轨道上，使分子处于激发态，这一过程称为激发作用。被激发的分子通常不稳定，容易将能量传递给邻近的分子或原子。然而，在放射生物效应的发生过程中，激发作用的重要性远低于电离作用，通常可以忽略不计。

由于生物体内约 70% 的成分是水，电离辐射作用于水分子后，会使其发生电离并产生自由基。这些自由基进一步影响生物大分子，是电离辐射引发生物效应的主要途径之一。通过这种机制，电离辐射对细胞和组织产生广泛的影响，进而引发一系列生物学反应。

二、电离辐射对正常口腔颌面组织的影响

（一）口腔黏膜及颌面皮肤损伤

1. 临床表现

（1）口腔黏膜的放射性损伤：根据严重程度可分为以下几个阶段。①轻度黏膜疹；②明显黏膜疹；③斑点状黏膜炎；④融合性黏膜炎（表现为斑块直径大于 0.15cm，伴随明显水肿、大量渗出及伪膜形成）。口腔黏膜各部位对放射线的反应时间和程度存在差异。最早出现反应的是咽腭弓、舌腭弓及悬雍垂，通常在放疗后 1 周开始；其次是下咽部、口底、颊黏膜和腭黏膜；最后是舌背前部，通常在放疗后 3 周左右才出现症状。因此，患者最早的主诉通常是咽痛和吞咽困难。

（2）皮肤的放射性损伤：根据严重程度可分为以下几个阶段。①毛囊性丘疹与脱毛；②红斑反应；③水疱；④坏死溃烂。皮肤损伤的表现与黏膜类似，但症状较轻且出现时间较晚。

2. 剂量与临床表现的关系　采用 γ 射线分割照射，每次 2Gy，累积剂量达到 20Gy 时，口腔黏膜会出现融合性黏膜炎。从放疗开始到临床症状明显出现大约需要 9 天，而融合性黏膜炎的完全恢复通常需要 12 天。值得注意的是，恢复后再次或多次放疗会引发相同的反应，但急性损伤并不具有累积效应。这一现象可用于放疗方案的制订，例如以 20Gy 为 1 个疗程，疗程间隔 2 周，可以有效避免黏膜急性放射不良反应的累积。

3. 放疗后口腔黏膜的病理变化　放疗后，黏膜下层会出现成纤维细胞浸润，血管数量减少，上皮细胞变性。此外，吸烟、饮酒以及牙齿咬伤极易导致口腔黏膜创伤和溃烂。因此，在放疗后 1 年内，应避免使用义齿或吸烟、饮酒等行为，以减少对黏膜的进一步损伤。

（二）涎腺损伤

1. 临床表现　当单次放射剂量超过 10Gy 时，最早出现的症状是口干，通常在放疗后 2～6 小时发生；若剂量低于 10Gy，口干症状则可能在 6 小时后出现。腮腺和颌下腺可能出现疼痛、肿大和变硬，这些症状多发生在放射后 4～6 小时，并在 12～24 小时达到高峰，随后逐渐消退。

2. 剂量效应　人体的浆液性腺泡（如腮腺）对放射线极为敏感，接受 2～5Gy 照射后 2 小时即可发生明显变性，10Gy 照射后腺泡可能坏死甚至完全破坏。腮腺组织几乎不具备损伤的修复能力，其损伤是无阈值的。相比之下，黏液性腺泡（如舌下腺和小涎腺）对放射线的敏感性较低，通常需要单次剂量超过 12～15Gy 才会出现变性。儿童期放射引起的口干症状较成人少，可能与儿童涎腺修复能力较强有关。实验研究表明，小型猪的腮腺在接受 5Gy 照射时出现轻度损伤，10Gy 时腺泡细胞萎缩，15Gy 和 20Gy 时则出现明显萎缩。

3. 放疗后的造影及病理形态变化　放疗后立即进行腮腺造影，形态上通常无明显变化，但 1 年后腺体明显减少，导管变得稀疏。腺体的显著缩小发生在腺泡坏死组织被吸收之后，由于腺泡分泌功能下降，即使对放射线不敏感的导管系统也会因废用性萎缩而显得稀少。放疗后 24 小时，腮腺组织会出现急性炎性反应和浆液性腺泡的变性坏死，末梢导管腔内充满脓性渗出物，分支导管上皮虽保持完整但发生变性。随后，腺泡逐渐消失，慢性炎性细胞取代急性炎性细胞，腺体内出现纤维化，而导管结构得以保留。颌下腺和舌下腺的变化与腮腺类似，但程度较轻，周围急性炎症反应也较弱。

4. 放疗对涎腺功能的影响　腮腺接受 10Gy 照射后，唾液流率下降约 50%，唾液中的钠离子、氯离子、钙离子、镁离子及蛋白质含量升高，而 HCO_3^- 含量降低。分泌型免疫球蛋白 A（SIgA）在早期升高，后期则下降。部分患者在放疗后 1 年左右，唾液总流率可能略有回升。此外，腮腺受照射后，血清和尿液中的淀粉酶浓度急剧上升，其升高程度与受照射的腮腺组织量及放射剂量直接相关，因此常被用作评估腮腺放射损伤的生物指标。一般认为，放射后腺泡渗透性的改变导致了腺泡内的淀粉酶释放到血液中。实验研究发现，小型猪单剂量照射后，腮腺结构的改变早于唾液流率的下降，且唾液流率的减少与腺泡面积的减少不完全成正比。未受照射侧的腮腺形态变化不明显，但唾液流率显著下降。

（三）味觉功能的变化

放疗可能通过两种机制影响味觉功能，一是直接作用于味觉感受器，二是通过唾液腺功能障碍间接导致味觉改变。当放射剂量累积至 10Gy 时，味觉功能开始出现异常；剂量达到 20～50Gy 时，损伤程度显著加重。人体味觉感受器主要分为苦味、酸味、咸味和甜味感受器。其中，苦味和咸味的感受器更容易受到损害。急性味觉功能障碍患者在治疗后 2～4 个月可能出现部分或完全恢复，但部分患者可能遗留永久性味觉损伤。

（四）牙和颌骨的放射效应

在成人患者中，放射线对牙齿硬组织的直接影响较小，其主要危害表现为唾液腺损伤后继发的口腔干燥症和龋齿发病率升高，这些症状可能持续至放疗后 1～4 年。对于处于发育期的儿童患者，当接受超过 30Gy 的放射剂量时，可能导致牙齿发育迟缓或停滞，同时影响颌骨生长中心的正常发育，造成颌骨发育不全。在成人患者中，当颌骨接受的总放射剂量超过 60Gy 时，可能诱发放射性骨坏死，这种并发症的发生率与放射剂量呈正相关，以下颌骨多见。病理学检查可见骨组织细胞缺失，呈现无菌性坏死特征，同时伴有小动脉内膜炎及周围炎性改变，血管腔狭窄甚至闭塞，导致颌骨组织易感性增加，容易发生感染和病理性损伤。

三、口腔影像诊断设备对机体组织的影响

在口腔影像学检查中，辐射剂量的评估通常以靶器官的吸收剂量为指标。其中，体表照射剂量是最常用的参数，同时还需要关注骨髓、甲状腺和性腺等敏感器官的辐射暴露情况。鉴于骨髓是辐射诱发白血病的主要靶点，其平均吸收剂量的评估具有特殊意义。甲状腺作为辐射致癌敏感性最高的器官之一，性腺作为可能引起遗传效应的关键器官，对这些部位的剂量监测同样不可或缺。

骨髓平均吸收剂量反映了整个骨髓组织的辐射暴露水平。研究数据显示，全口 21 张牙片的平行投照检查中，骨髓平均吸收剂量为 0.142mSv；单张分角线投照牙片的为 0.06mSv；曲面断层扫描的为

0.01mSv；而常规胸片检查的则为 0.03mSv。对于甲状腺而言，靠近放射源一侧的腺体组织接受的剂量最为关键。颈椎放射检查通常需要四次曝光，甲状腺总吸收剂量可达 5.5mGy。相比之下，胸片检查对甲状腺的辐射剂量仅为 0.01mGy，其主要来源于散射辐射。在口腔影像学检查中，全口 21 张牙片对甲状腺的辐射剂量为 0.94mGy，约为颈椎检查的 1/6；单次曲面断层检查约 0.74mGy，仅占颈椎检查的 1%。

性腺的辐射暴露水平因检查部位而异。腹部影像学检查对性腺的辐射剂量最高，而口腔、头颈部和四肢检查则相对较低。例如，泌尿系统 X 线检查对女性性腺的辐射剂量为 1.07mGy，对男性为 0.08mGy；头颅 X 线检查对两性性腺的剂量均低于 0.005mGy。牙科影像学检查对性腺的辐射剂量仅为 1.0μGy，相当于年自然本底辐射的 0.03%，其生物学意义可以忽略不计。

值得注意的是，单纯比较不同检查的辐射剂量并不能准确反映其生物学效应。例如，虽然单张根尖片的辐射剂量是胸片的十余倍，但由于照射区域和涉及的关键器官不同，其实际风险可能存在显著差异。这种差异可以通过有效剂量（E）进行校正，该参数反映了局部照射可能产生的全身等效辐射效应。经过校正计算发现，20 张分角线投照的全口牙片检查的有效剂量甚至低于单次胸片检查，仅相当于胃肠道钡餐检查的 1%。

低剂量 X 射线暴露可能对眼部组织产生潜在影响，其中最主要的风险是诱发晶状体混浊，即放射性白内障，其发病潜伏期通常为 10 年左右。然而，当晶状体累积剂量低于 2.5Gy 时，通常不会产生明显的临床损伤。既往研究表明，接受超过 2.5Gy 照射的个体中可能出现白内障病例。在口腔影像学检查中，眼部的辐射暴露主要来源于散射辐射。研究数据显示，单次全口根尖片检查中，晶状体吸收剂量为 347μGy；曲面断层扫描为 60μGy；头颅定位片为 230μGy。由此可见，常规口腔 X 线检查导致白内障的风险极低。

关于甲状腺的辐射风险，主要关注点在于可能诱发甲状腺肿瘤。有研究指出，儿童时期甲状腺区域接受超过 60mGy 照射的群体中，甲状腺肿瘤发病率有所上升，但这一结论仍需更多证据支持。在口腔影像学检查中，使用 20cm 开放式准直器进行全口根尖片检查时，甲状腺吸收剂量约为 166μGy；而采用矩形准直器时，剂量可降至 70μGy。通过采取适当的辐射防护措施，可显著降低甲状腺的辐射风险。

辐射致癌效应也是公众关注的重要问题之一。由于肿瘤发生具有多因素性和长潜伏期等特点，准确评估低剂量辐射的致癌风险存在较大困难。尽管如此，专家们已建立了一套风险评估模型，用于预测辐射暴露人群的肿瘤发生率和遗传性疾病风险。根据该模型估算，全口牙片检查导致的癌症或遗传性疾病风险概率最高为 $11/10^6$。相比之下，日常生活中其他风险的概率更高，如窒息致死率为 $13/10^6$，航海事故死亡率为 $4.6/10^6$。因此，口腔影像学检查的致癌风险可以忽略不计。然而，考虑到接受口腔放射检查的人数持续增加，累积辐射剂量也在相应上升，口腔医疗工作者应当严格遵循辐射防护原则，避免不必要的辐射暴露。为最大限度地降低患者的辐射风险，口腔医疗工作者应合理选择检查项目、优化检查参数、使用防护设备等。

第二节　口腔颌面放射防护学

虽然目前尚未有确凿的科学证据证实诊断用低剂量 X 射线对人体造成实质性损害，但考虑到其潜在的生物学效应，在进行影像学检查时，仍应遵循最小化辐射暴露的原则。

一、防护原则

首先，实施检查的必要性评估。在进行任何放射检查前，必须进行严格的医学指征评估，确保检查的临床收益大于潜在风险，包括可能带来的健康损害。特别是在复杂疾病的诊疗过程中，需要充分考虑患者的累积辐射剂量。

其次，辐射防护的最优化原则。在兼顾经济效益和社会因素的前提下，所有放射检查都应遵循"合理可行尽量低"的原则。值得注意的是，相同的检查项目因操作方式不同，其辐射剂量可能相差百倍之多。因此，临床医师应在确保诊断质量的前提下，尽可能降低辐射剂量。这一原则对于儿童患者具有更重要的临床意义。

最后，个人剂量限值控制。根据国际放射防护委员会的建议，在常规条件下（全身均匀照射），职业暴露人员（包括医疗放射工作人员）的年平均有效剂量不应超过 20mSv，而普通公众的年平均剂量限值则为 1mSv。这些限值为辐射防护提供了重要的参考标准。

根据我国放射防护法规要求，所有 X 射线设备必须通过卫生防护部门的专业评估，获得防护性能合格认证后方可投入临床使用。在使用过程中，医疗机构应当每年定期检测设备性能，确保辐射泄漏量符合国家标准。同时，所有从事辐射相关工作的专业人员必须接受个人剂量监测，以保障工作安全。

医疗辐射实践具有其特殊性。对患者而言，放射检查往往是疾病诊断的必要手段，其检查结果直接影响临床诊疗决策。医务人员在决定实施放射检查时，完全基于患者的医疗需求。当检查具有明确的医学指征，且防护措施达到最优化标准，同时辐射剂量控制在满足诊断需求的最低水平时，国际放射防护委员会（International Commission on Radiological Protection，ICRP）建议不应限制医疗照射剂量，以确保诊疗工作的正常开展。因此，在评估辐射剂量限值时，不应将患者接受的诊断和治疗剂量计算在内。

孕妇的医疗辐射问题需要特别关注。研究表明，妊娠最初两周内的辐射暴露通常不会导致活产儿出现确定性或随机性效应。然而，从受孕第三周至妊娠结束，辐射可能诱发随机性效应，增加胎儿癌症发生的风险。因此，对于可能怀孕的女性，除非有明确的临床指征，否则应避免进行涉及腹部照射的诊疗程序。通常情况下，女性在月经推迟后会意识到可能怀孕，因此患者应当主动告知相关情况。若出现月经延迟且无其他明确信息，应将该女性视为孕妇进行防护。

二、防护措施

针对口腔颌面部 X 线检查的特殊性，在遵循放射防护三原则的基础上，需要重点关注以下防护措施：首先，尽可能缩短曝光时间；其次，使用适当的屏蔽装置；再次，优化 X 线透过效率；最后，保持与辐射源的安全距离。这些措施的实施将有效降低辐射暴露风险。

（一）缩短辐射暴露时间的措施

在确保影像诊断质量的基础上，可通过以下方法有效降低辐射暴露时间。

1. 优选静态成像技术　与动态透视相比，静态摄影的辐射时间显著缩短。透视检查通常持续数秒至数分钟，而常规摄影仅需数十至数百毫秒即可完成。研究数据显示，胸部透视的皮肤吸收剂量达到 13mGy，而胸片摄影仅为 0.54mGy，降幅达 95.8%。基于此，多数医疗机构已将入院常规检查由胸透调整为胸片。在颌面部异物定位时，也应优先考虑采用摄影技术。

2. 优化影像记录系统　采用高性能显影剂和先进显影工艺，配合高效增感屏和优质胶片，可显著缩短曝光时间。对于根尖片拍摄，建议使用 E 速胶片（E-speed film），其感光性能较 D 速胶片提升 40% ～ 50%。若采用数字化成像系统，辐射剂量可进一步降低 50% ～ 80%。在口外片拍摄时，使用高分辨率稀土增感屏可使感光灵敏度提升 16 倍，从而大幅缩短曝光时间。

3. 完善质量控制体系　建立系统的质量保证程序是确保影像质量、降低重复检查率的关键，具体实施方法如下。

（1）采用精确的曝光控制系统：电子定时器可准确控制高速胶片所需的短曝光时间，建议优先选用，逐步淘汰机械定时器。

（2）规范暗室操作流程：严格控制显影、定影时间，保持药液适宜温度，确保暗室安全灯正确使用和密闭性，这些措施可显著提升影像质量，降低重复拍摄率。研究表明，显影时间缩短 1 分钟，曝光量需增加 30% 以上，可见暗室技术与辐射剂量控制密切相关。

（3）应用数字化成像技术：数字系统可在一定范围内调节图像参数，减少重复曝光需求。

（二）辐射屏蔽防护措施

1. 优化射线束控制　在进行根尖片拍摄时，应将射线束在患者皮肤表面的照射范围控制在直径 70mm 以内，此时皮肤照射面积约为 3740mm²。建议采用长度 300mm 以上的开放式含铅准直器，这种设计不仅能有效减少散射辐射，还能缩小患者面部的照射范围。研究表明，与短准直器相比，长圆形准直器可减少 27% 的组织照射量；若采用矩形准直器，则可降低 80% ～ 85% 的组织照射量。

2. 规范准直器使用　严禁使用塑料制锥形准直器。此类设备会显著增加患者头颈部及生殖器官的散射辐射，且照射范围远大于开放式圆形或矩形准直器。研究数据显示，塑料锥形准直器的总照射面积可达 25100mm²，远超出安全标准。

3. 加强设备屏蔽防护　所有 X 射线设备除预设的射线窗口外，其管套组件必须具备足够的屏蔽厚度，以确保漏射线的辐射水平符合国家标准。我国明确规定，牙科 X 射线机的管套组件应配备符合铅当量要求的防护层，确保在距焦点 1m 处的漏射线剂量率不超过 0.25mGy/h。同时，准直器应具有 0.5mm 铅当量的防护能力，且末端有效射线束直径不得超过 70mm。

4. 胶片固定装置的应用　根据我国《口腔 X 线检查防护规范》要求，检查过程中应确保主射线束仅照射受检者。牙科胶片应准确定位，可由受检者自行固定或使用专用装置固定。在根尖片拍摄时，采用胶片固定器替代患者手指固定，不仅能降低手部辐射暴露，还可避免他人受到直接照射。目前，临床上已开发出多种实用的胶片固定装置。

5. 受检者防护措施　为受检者配备铅橡胶围裙和甲状腺防护领至关重要，尤其对儿童患者更应严格执行。这一防护措施在发达国家已普遍应用，我国部分医疗机构也开始采用，但仍需进一步推广。虽然这些防护装备无法减少面部照射剂量，但能显著降低身体其他部位的辐射暴露。具体而言，甲状腺防护领可减少 50% 的原发射线照射，铅橡胶围裙则可阻挡 98% 的生殖器官散射辐射。此外，铅橡胶围裙还能有效保护胸部、骨盆及长骨区域的骨髓组织。在条件允许的情况下，应对受检者的性腺部位进行屏蔽防护。检查过程中，候诊者不得停留在 X 线室内。对于儿童和孕妇，若无明确的诊疗计划，应避免扩大或重复进行 X 线检查。

6. 工作环境屏蔽要求　我国规定 X 线检查室的初级射线屏蔽不得使用空心预制板，而应采用 150mm 厚的现浇混凝土或在主射线束方向铺设铅板。根据《医用诊断 X 线卫生防护标准》（GB8279-87），100mA 以下 X 线机的机房面积不应小于 24m²，200mA 以上设备则需 36m² 以上。牙科 X 线机应配备独立机房。摄影机房主射线束方向的墙壁应具备 2mm 铅当量的防护厚度，其他墙面和天花板需达到 1mm 铅当量。机房窗户也应配备相应铅当量的防护措施。工作人员在检查前应关闭防护门，避免主射线束直接照射窗户及操作室与暗室之间的隔墙。移动式铅屏风仅适用于二次射线的屏蔽，不能作为操作人员的唯一防护设施。

（三）降低无效辐射剂量的方法

1. 优化管电压选择　通常情况下，X 射线管电压与滤过片厚度呈正相关，较高的管电压能产生更强的射线穿透力。在进行放射诊断时，较高的透过系数（受检体表面出射剂量与入射剂量的比值）意味着可以用较低的入射剂量获得相同的出射剂量，从而形成清晰的诊断影像。因此，在临床实践中应合理选择较高的管电压进行投照。

2. 规范滤过装置使用　X 射线具有连续能谱特性，其中低能部分容易被人体吸收，这些低能射线对成像无实际贡献。为减少患者接受无效辐射，X 射线设备必须配备符合标准的固定滤过装置。根据我国规定，管电压在 50 ～ 70kV 的设备应配备不少于 15mm 铝当量的滤过板，而管电压在 70 ～ 100kV 的设备则需配备不少于 20mm 铝当量的滤过板。

3. 权衡剂量与成像质量　虽然提高管电压和增加滤过层厚度可以降低患者辐射剂量，但这种方法存在一定局限性。首先，提高 X 射线的半值层（即射线剂量衰减一半时所需物质的厚度，反映射线穿透能力）会降低影像对比度，特别是骨骼与软组织之间的对比度。其次，这种方法还会增加散射线的产生，可能影响成像质量。因此，在实际应用中需要权衡辐射剂量与影像质量。

（四）距离防护原则

1. 操作人员安全距离　X 射线工作人员在操作过程中应与辐射源保持适当距离以降低辐射暴露。根据我国牙科 X 射线设备防护标准，曝光开关电缆长度不得短于 2m。同时，牙科 X 射线检查防护规范要求，在曝光期间，工作人员应尽量远离受检者，以最大限度地减少散射辐射的影响。

2. 设备安全距离要求　进行 X 射线检查时，设备与患者的距离应符合以下标准，当 X 射线机最高管电压 ≤ 60kV（峰值）时，焦点至患者皮肤距离不得小于 100mm；当管电压 > 60kV（峰值）时，该距离应 ≥ 200mm。

3. 受检者体位优化　在接受 X 射线检查时，应尽量使非检查部位远离主射线束及其照射区域。以正畸治疗中的手部 X 线片为例，常规坐位拍摄时，若未使用准直器限制照射范围，性腺剂量可达93mGy；通过优化照射野使性腺位于照射区域外，剂量可降至 0.5mGy；若调整体位使患者侧身伸手拍摄，性腺剂量可进一步降低至 0.03mGy，仅为初始体位的 1/3000。由此可见，体位选择对辐射剂量有显著影响。使用胶片固定装置也能有效提升防护效果。

需要强调的是，医务人员应严格掌握 X 射线检查的适应证，避免不必要的辐射检查。在进行必要检查时，应采取充分的防护措施，将患者接受的辐射剂量降至最低。同时应当认识到，目前尚无确凿科学证据表明诊断剂量的 X 射线会对人体造成可观测的损害。在采取适当防护措施的前提下，常规口腔X 射线检查的辐射剂量远低于可能产生生物学效应的阈值，因此不必过度担忧。医务人员在决定进行 X 射线检查时，应审慎评估检查的临床价值与潜在风险，确保诊疗收益大于可能的辐射风险。

？ 思 考 题

1. 简述放射线损伤黏膜的表现。
2. 放射防护的原则是什么？
3. 放射防护的措施有哪些？

本章数字资源

第三章　常用口腔颌面部影像学检查技术与正常图像

第一节　口腔颌面 X 线机

📋 **案例导入**

　　患儿，男，9 岁，全口乳恒牙未开始替换，口腔内未有任何恒牙萌出，无任何不适症状。家属要求 X 线检查确定患儿恒牙发育情况，检查：全口 20 颗乳牙牙齿完好，无龋坏，叩痛（－），松动（－），所有恒牙均未萌出。实习口腔医生甲建议进行曲面断层检查，可一次性查看全部牙齿情况；实习口腔医生乙建议进行多张根尖片检查，担心曲面断层片图像没有根尖片精确；实习口腔医生丙建议进行锥形束 CT 检查，可以三个维度观察乳恒牙替换情况，更适合该儿童。

问题：1. 患儿应做哪些检查？
　　　2. 患儿的正确诊断是什么？

　　口腔颌面部的 X 线检查不仅涵盖了牙齿、牙周组织以及上下颌骨的评估，还涉及颅底、颞下颌关节、面部软组织、涎腺及颈部等区域。由于该区域的解剖结构复杂且左右对称，加之颌骨和牙列呈马蹄形，X 线影像容易重叠，相互干扰，影响诊断准确性。因此，在进行口腔颌面部的 X 线检查时，必须根据临床需求，使用专门设计的 X 线设备，以确保拍摄出具有高对比度、高清晰度和细节丰富的影像。

一、牙科 X 线机

　　牙科 X 线机是医疗领域中最小的 X 线设备之一。其容量较小，结构简单，操作灵活，适用于口腔内外的 X 线拍摄。常见的牙科 X 线设备有三种类型：可移动立式、壁挂式，以及集成在综合诊疗台上的嵌入式设备。设备主要由 X 线机头、支撑臂和控制系统组成。X 线机头内部包含 X 线管和变压器。X 线机头设有窗口，窗口配备铝滤过板以吸收软射线，外部则装有含防护材料的遮线筒（长度通常为 15cm 或 18cm），用于减少不必要的射线散射。机头两侧标有正负数码标记，便于调整不同部位的拍摄角度。支撑臂由弹簧和杠杆构成，具有多个活动关节，使机头能够在特定范围内灵活定位，以适应不同部位的拍摄需求。控制系统用于调节电源电压、X 线管电压、电流和曝光时间等参数。

　　现代牙科 X 线设备的控制系统通常配备电脑系统，能够根据患者年龄（成人或儿童）和拍摄部位自动调整曝光条件。近年来，直接数字化口内 X 线成像系统的出现，进一步简化了图像传输流程，提升了临床应用的便利性。

二、曲面体层 X 线设备

曲面体层 X 线设备主要由 X 线管、头部固定装置和胶片支架组成。X 线管和胶片支架分别安装在头部固定架的两侧。射线从 X 线管一侧的第一狭缝射出，经过胶片支架侧的第二狭缝，最终到达胶片支架上的胶片，射线的垂直角度通常为 $-5° \sim 10°$。由于颌骨的形状接近抛物线，X 线管和胶片的旋转轨迹与颌骨的弧形结构相匹配。在 X 线管和胶片支架围绕头部旋转的过程中，胶片会同步向相反方向移动，以确保成像的清晰度。

在三轴旋转系统中，图像由三个旋转中心共同生成，最终组合成一幅完整的曲面体层图像。射线首先以一侧的旋转轴为中心进行曝光，使对侧颌骨成像；当扫描到前牙区域时，旋转中心移至中线位置，完成前牙区的成像；随后，旋转中心再次转移到另一侧，使该侧颌骨成像，从而获得整个颌骨的曲面体层图像。现代设备采用旋转轴连续移动的方式，使旋转中心沿预设路径平滑移动，完成对整个颌骨的扫描。

曲面体层 X 线技术通过一次曝光即可显示全口牙齿、颌骨、鼻腔、上颌窦及颞下颌关节等解剖结构，成像范围广泛。该技术适用于颌骨多发病变、大范围颌骨病变、双侧颌骨对比检查，以及不明原因症状的筛查。由于其操作简便且患者体验较为舒适，曲面体层 X 线检查在口腔影像学中已得到广泛应用。近年来，许多曲面体层 X 线设备还配备了头部固定装置，使其能够用于 X 线头影测量摄影，进一步扩大了其临床应用范围。

三、X 线头影测量机

X 线头影测量是通过拍摄定位头颅 X 线片，利用牙齿、颌骨及颅面的特定标志点绘制出参考线和角度，进而对牙颌及颅面软硬组织的结构进行测量和分析。

1. 头颅定位要求　用于头影测量的头颅 X 线片必须在头颅定位仪的精确固定下拍摄，以避免因头位不正导致的误差，确保测量结果具有可比性和分析价值。头颅定位仪通过左右耳塞和眶点指针将头部固定在眼耳平面与地面平行的位置，确保每次拍摄时头位保持一致。定位仪上还配有胶片支架，确保头部与胶片处于同一水平高度。

2. X 线管焦距设置　X 线管的焦点到胶片的距离应设置为 180cm。这种长焦距拍摄方式能够减少头颅两侧影像的放大率差异，使两侧投影尽可能重叠，从而提高成像的准确性。

3. 设备同步移动　X 线球管、头颅定位仪和胶片支架应安装在一个长臂的两端，确保三者处于同一高度并能够同步移动。X 线中心线需对准胶片的中心位置，以保证成像的对称性和清晰度。

4. 软组织滤线板的使用　在拍摄头影测量片时，必须使用软组织滤线板。因为 X 线头影测量不仅需要评估骨性结构，还需测量软组织标志点。软组织滤线板能够清晰地显示骨性标志，同时也能很好地呈现面部软组织的轮廓，为全面分析提供支持。

四、锥形束 CT

1972 年，英国工程师豪斯菲尔德（Godfrey N. Hounsfield）发明了 CT 技术，如今 CT 检查已成为口腔颌面部疾病影像诊断的重要手段。然而，传统全身 CT 设备体积庞大、成本高昂，且辐射剂量较大，限制了其在口腔颌面部检查中的应用。1997 年，日本学者新井（Arai）成功研发了专为口腔颌面部设计的锥形束 CT，为这一领域带来了革命性突破。

（一）锥形束 CT 的工作原理与结构

传统扇形束 CT 通过扇形 X 线束连续旋转获取图像，而锥形束 CT 则采用锥形 X 线束和面积探测器，只需围绕患者旋转 360°，即可采集到容积重建所需的数据，生成各向同性的三维断层影像。

现代锥形束 CT 设备通常采用坐位拍摄模式，主要由旋转部分（包括 X 线球管和探测器）、立柱和座椅组成，外观与曲面体层设备相似。部分设备也支持卧位拍摄，其结构与全身CT类似，由机架和扫描床构成。探测器技术主要分为电荷耦合器件（charge-coupled device，CCD）和平板两种，不同机型的曝光范围、曝光时间及图像生成时间等参数各有差异。锥形束CT能够同时显示平行于牙弓方向、垂直于牙弓方向以及垂直于身体长轴方向的断层影像，并能根据临床需求显示曝光范围内任意部位和方向的断层图像。

（二）锥形束CT的优势

1.高空间分辨率　锥形束CT的体素更小，空间分辨率更高，图像质量更优。

2.低辐射剂量　研究表明，4层探测器CT的单次检查平均皮肤剂量为458mSv，而锥形束CT的平均剂量仅为1.19mSv，约为多层探测器CT的1/400。

目前，锥形束CT广泛应用于埋伏牙、根尖周病变、牙周疾病、颞下颌关节疾病及牙种植术的检查。此外，曝光范围较大的机型还可用于颌骨肿瘤、创伤及畸形的诊断，进一步拓展了其临床应用范围。

第二节　口腔颌面X线检查

X线检查是口腔医学领域应用最广泛的影像学检查手段，主要分为口内片和口外片两大类。口内片主要包括根尖片、咬合翼片及咬合片等；而口外片则涵盖下颌骨侧斜位片、下颌骨后前位片、下颌骨升支切线位片、华特位片及颞下颌关节侧斜位片等多种类型。

一、口内片投照技术及正常图像

口腔内X线片是将胶片置于口腔内部，X线从口腔外部射向胶片的一种检查方式。临床上常用的口内片包括根尖片（牙片）、𬌗翼片和𬌗片。

（一）根尖片

根尖片是应用最广泛的口内片，主要用于检查牙体、牙周及根尖周病变。成人使用的胶片规格为3cm×4cm，儿童则为2.5cm×3.5cm。其拍摄方法如下。

1.患者体位　患者需端坐于椅子上，枕部稳固倚靠在头托上，矢状面与地面垂直。拍摄上颌后牙时，听鼻线（外耳道至鼻尖的连线）应与地面平行；拍摄下颌后牙时，听口线（外耳道至口角的连线）应与地面平行。拍摄上颌或下颌前牙时，前牙唇面需与地面垂直。

2.胶片分配　成人1张胶片可拍摄3颗相邻牙齿，下颌前牙可拍摄4颗牙齿。全口牙X线检查时，成人需14张胶片（图3-1），儿童需10张胶片（图3-2）。

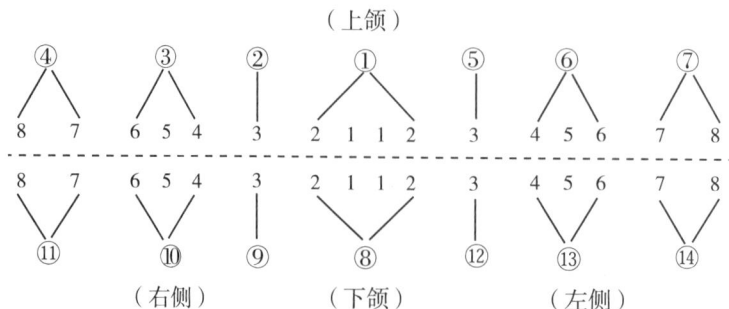

注：①～⑭为14张胶片投照顺序

图3-1　成人根尖片胶片分配

（上颌）

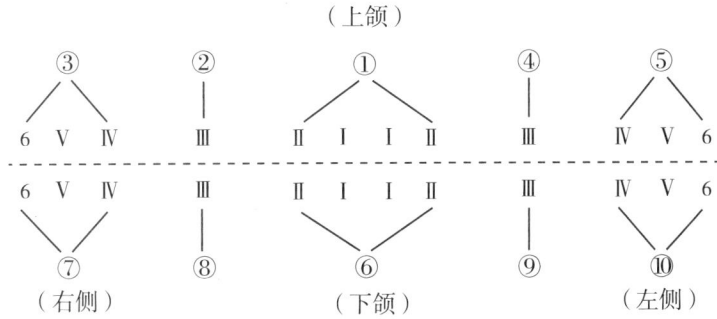

注：①～⑩为 10 张胶片投照顺序

图 3-2　儿童根尖片胶片分配

3.胶片放置与固定　胶片感光面紧贴受检牙的舌（腭）面。拍摄前牙时，胶片竖放，边缘超出切缘约 7mm；拍摄后牙时，胶片横放，边缘超出咬合面约 10mm。焦点与胶片距离为 20cm，使用非金属胶片固定夹或患者手指固定胶片。拍摄下牙时需注意防湿，并避免胶片弯曲，尤其是沿牙长轴方向的弯曲，以免影像变形或模糊。

4.X 线中心线角度　由于牙根被牙槽骨和牙龈覆盖，胶片无法与牙长轴完全平行。因此，X 线中心线需倾斜一定角度，使其与牙长轴和胶片之间的假想分角线垂直，称为垂直角度（图 3-3），以确保影像长度准确。若该角度小于 90°，影像会变长（图 3-4）；若该角度大于 90°，影像会变短（图 3-5）。此外，X 线中心线需根据牙弓形态调整，避免影像重叠，同时与被检牙邻面平行，称为水平角度。

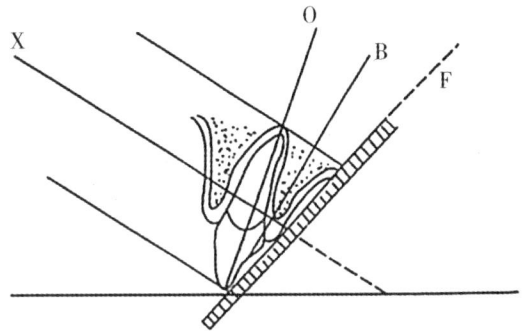

注：X 为 X 线中心线；O 为牙长轴；B 为牙长轴与胶片间的分角线；F 为 X 线胶片

图 3-3　牙片分角线投照技术示意

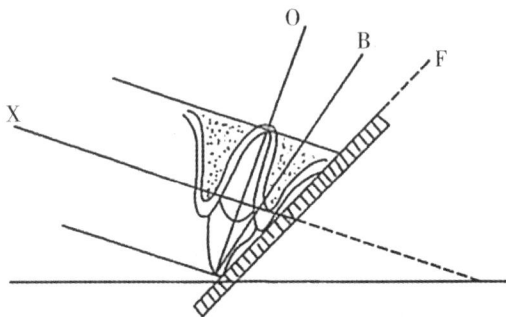

注：X 线中心线与牙长轴和胶片之间假想分角线小于 90°，则影像变长

图 3-4　牙片分角线投照技术示意

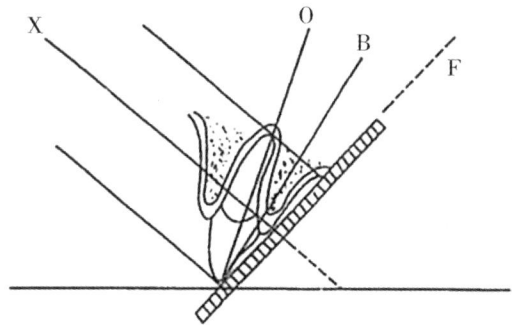

注：X 线中心线与牙长轴和胶片之间假想分角线大于 90°，则影像变短

图 3-5　牙片分角线投照技术示意

5.X 线中心线体表位置

（1）拍摄根尖片：X 线中心线需通过被检牙根中部，具体体表位置如下。

（2）上颌牙：以外耳道口上缘至鼻尖的连线为参考。

（3）上颌中切牙：通过鼻尖。

（4）上颌一侧中切牙及侧切牙：通过鼻尖与投照侧鼻翼连线的中点。

（5）上颌尖牙：通过投照侧鼻翼。

（6）上颌前磨牙及第一磨牙：通过投照侧瞳孔垂直线与参考线的交点（颧骨前方）。

（7）上颌第二、第三磨牙：通过投照侧外眦垂直线与参考线的交点（颧骨下缘）。

（8）下颌牙：X线中心线沿下颌骨下缘上1cm的假想线，对准被检牙部位。

6. X线投照角度与曝光时间　拍摄上颌牙时，X线向足侧倾斜，称为"正角度"（＋）；拍摄下颌牙时，X线向头侧倾斜，称为"负角度"（－）。投照上下颌牙齿时X线倾斜平均角度见表3-1。

表3-1　投照上下颌牙齿时X线倾斜平均角度

部位	X线倾斜方向	X线管倾斜角度
上颌切牙	向足侧倾斜	+42°
上颌尖牙位	向足侧倾斜	+45°
上颌前磨牙及第一磨牙	向足侧倾斜	+30°
上颌第二、第三磨牙	向足侧倾斜	+28°
下颌切牙	向头侧倾斜	−15°
下颌尖牙位	向头侧倾斜	−20°～−28°
下颌前磨牙及第一磨牙	向头侧倾斜	−10°
下颌第二、第三磨牙	向头侧倾斜	−5°

（二）𬌗翼片

𬌗翼片用于同时检查上下颌牙的冠部、颈部、邻面龋、髓腔及牙槽嵴情况。拍摄方法：在胶片外附加硬纸片作为翼瓣，并在胶片长轴或短轴中线上套胶皮圈固定。翼瓣与胶片垂直，拉紧后置入口腔，胶片紧贴上下颌牙的腭（舌）侧，翼瓣置于咬合面间，患者轻轻咬住。X线球管倾斜 +8°～+10°，中心线对准胶片中心；曝光时间前牙为1.0秒，后牙为1.5秒（图3-6）。

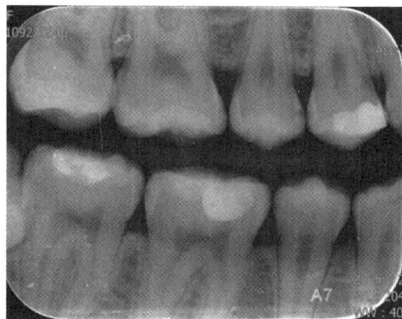

图3-6　𬌗翼片

（三）𬌗片

𬌗片适用于检查上下颌骨较大范围的病变，可显示牙体、牙周及部分颌骨情况。成人胶片规格为6cm×8cm，儿童为5cm×7cm。其拍摄方法如下。

1. 上颌前部咬合片　用于观察上颌前部牙及骨质变化。胶片置于口内上下颌间，患者轻轻咬住。X线中心线以 +65° 角从鼻骨与鼻软骨交界处射入胶片中心，焦点胶片距离为30cm，曝光时间为2秒（图3-7）。

2. 上颌后部咬合片　用于观察一侧上颌后部牙及骨质变化。胶片置于被检侧咬合面，尽量向后放置，长轴与腭中缝平行。X线中心线以 +60° 角从被检侧眶下孔外侧射入胶片中心，焦点胶片距离为30cm，曝光时间为2秒。

3. 下颌前部咬合片　用于观察下颌颏部骨折及骨质病变。患者头部后仰，矢状面与地面垂直，胶片置于咬合面，与地面呈55°。X线中心线平行于地面，从颏部以0°角射入，焦点胶片距离为30cm，曝光时间为2秒。

4. 下颌横断咬合片　用于观察下颌骨体部骨质膨胀、下颌下腺导管结石、异物及阻生牙定位等。患者头部后仰，咬合面与地面垂直，胶片置于咬合面，与地面呈90°。X线中心线平行于地面，从舌骨上方两侧下颌第一磨牙连线中点射入，焦点胶片距离为30cm，曝光时间为2秒（图3-8）。

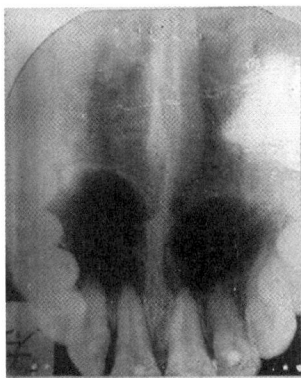

图 3-7　上颌前部咬合片

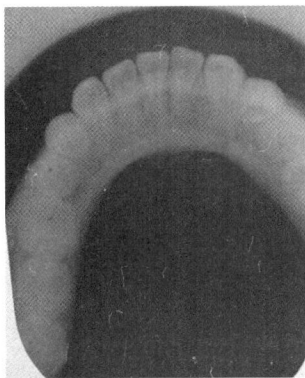

图 3-8　下颌前部咬合片

二、口外片投照技术及正常图像

口腔外 X 线片适用于检查颌面部骨骼、颞下颌关节及唾液腺等部位，常用的拍摄位置包括以下几种。

（一）下颌骨侧斜位片

这是临床常用的检查方法之一，主要用于观察下颌骨体部、升支及髁突的病变。使用 12.5cm×17.5cm（约 5 英寸 ×7 英寸）的暗盒胶片。拍摄方法为：患者侧坐于椅子上，头部后仰，颏部尽量前伸，下颌体部紧贴暗盒中心，暗盒与地面呈 65°～70°。X 线中心线从对侧下颌角下方 1cm 处射入，焦点与胶片距离为 40cm，拍摄时需使用遮线筒和滤线器（图 3-9）。

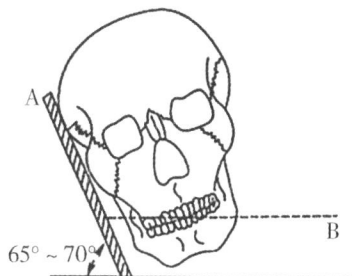

注：A 为胶片；B 为 X 线中心线

图 3-9　下颌骨侧位片投照方法示意

（二）下颌骨后前位片

该位置常用于双侧对比观察下颌升支的病变。使用 12.5cm×17.5cm 的暗盒胶片。若拍摄下颌骨张口后前位片，则适用于观察双侧髁突内外径向的病变，此时使用 20cm×25cm（约 8 英寸 ×10 英寸）的暗盒胶片。拍摄方法：患者坐于摄影架前，头矢状面与暗盒垂直，前额和鼻尖紧贴暗盒，上唇置于暗盒中心。X 线中心线对准上唇，与暗盒垂直，焦点与胶片距离为 60cm，使用遮线筒和滤线器。若拍摄张口后前位片，患者取俯卧位，其他位置不变，嘱患者尽量张大口。X 线中心线向头侧倾斜 25°，对准枕外隆凸下方，通过鼻根部射入暗盒中心，焦点与胶片距离为 100cm，使用遮线筒和滤线器。

（三）下颌骨升支切线位片

该位置常用于观察下颌升支外侧骨密质的膨出、增生及破坏情况。使用 12.5cm×17.5cm 胶片的一半，置于暗盒的一端。拍摄方法：患者通常取坐位，前额和鼻尖紧贴暗盒，被检侧下颌升支位于胶片中心，头矢状面向对侧倾斜，与暗盒呈 80°。X 线中心线对准被检侧下颌升支后缘中部，与暗盒垂直，焦点与胶片距离为 60cm，使用遮线筒和滤线器。

（四）鼻颏位片（华氏位片）

该位置主要用于观察鼻窦，尤其是上颌窦的影像显示最佳，同时也可用于检查眼眶、颧骨、颧弓及上颌骨的病变。使用 12.5cm×17.5cm 的暗盒胶片。拍摄方法：患者头矢状面与暗盒垂直，颏部靠暗盒下缘，头部后仰，使外耳道口上缘与外眦的连线（听眦线）与暗盒呈 37°，鼻尖与上唇间的中点置于暗盒中心。X 线中心线对准上唇与鼻尖间的中点，垂直射向暗盒中心，焦点与胶片距离为 100cm，使用遮线筒和滤线器。

（五）颞下颌关节侧斜位片（许勒位片）

该位置主要用于检查髁突骨折、脱位、先天性畸形、肿瘤及颞下颌关节疾病等。使用 12.5cm×17.5cm 的暗盒胶片。拍摄方法为：在同一胶片上拍摄左右侧的张闭口位，共 4 张影像，以便对比分析。为确保两侧位置角度一致并节省胶片，需使用颞下颌关节摄片固定架。暗盒置于换片器内，可前后上下移动，每曝光一次，按顺序露出暗盒的 1/4。患者取俯卧位，头矢状面与暗盒平行，被检侧靠近暗盒。X 线中心线向足侧倾斜 25°，从对侧外耳道上方射入至被检关节，焦点与胶片距离为 75cm，使用遮线筒和滤线器（图 3-10、图 3-11）。

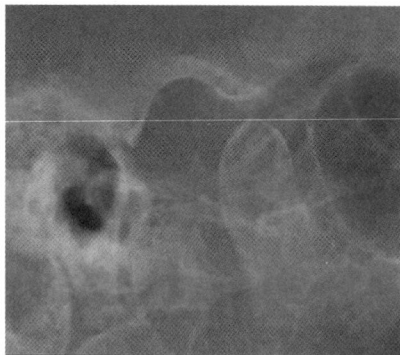

图 3-10 颞下颌关节张口位

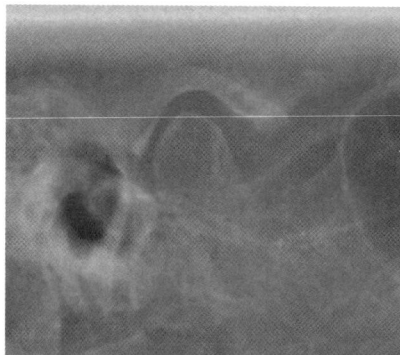

图 3-11 颞下颌关节闭口位

第三节 口腔颌面其他影像学检查

一、曲面断层检查技术

曲面体层摄影是一种广泛应用于上下颌骨病变检查的影像技术，适用于观察肿瘤、外伤、炎症、畸形等病变及其与周围组织的关系。该技术通过一次曝光即可显示全口牙齿、颌骨、鼻腔、上颌窦及颞下颌关节等解剖结构，成像范围广泛，特别适用于颌骨多发病变、大范围病变、双侧颌骨对比以及不明原因症状的筛查。曲面体层的拍摄范围可分为全口牙位、下颌位及上颌位三种，其中全口牙位最为常用。

（一）曲面体层摄影的原理

曲面体层摄影基于人体颌骨和牙列呈弓形的特点，结合体层摄影和狭缝摄影原理，采用固定三轴连续转换体层摄影机完成拍摄。通过连续对各段颌骨进行体层摄影，旋转结束后即可获得一张完整的颌骨和全口牙列体层 X 线片。下颌骨区设有三个旋转轴，每个轴分别负责对应区域的牙列及颌骨体层摄影。以 02 为圆心的圆周可显示前牙及前磨牙区，而以 01 和 03 为圆心的圆周则显示对侧的外耳道口、颞下颌关节、下颌骨升支、磨牙及部分前磨牙区（图3-12）。拍摄时，三个轴在旋转过程中同步转换，X 线管与胶片在同一轴上公转，胶片同时沿自身轨迹进行与公转

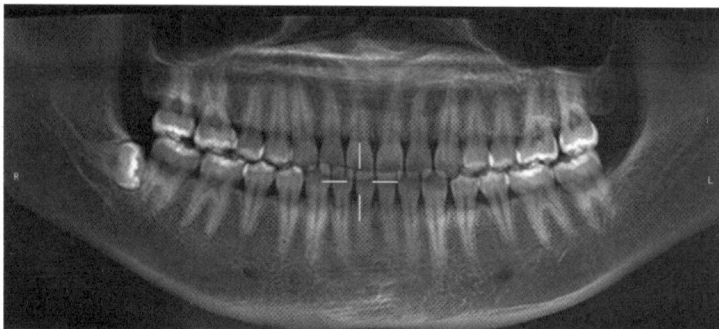

图 3-12 曲面体层片

方向相反的自转，最终完成全口牙列及颌骨的曲面体层摄影。

（二）曲面体层摄影的拍摄方法

1. 全口牙位曲面体层片　拍摄时，患者取立位或坐位，颈椎保持垂直或稍向前倾斜，下颌颏部置于颏托正中，前牙切缘咬合在咬合板槽内，头矢状面与地面垂直，听眶线与听鼻线的分角线与地面平行。使用额托和头夹固定头部。采用 15cm×30cm（5 英寸 ×7 英寸）胶片，将装好胶片的暗盒固定在胶片架上。X 线管向头侧倾斜 5°～ 7°，层面选择在颏托标尺的零位。

2. 下颌位曲面体层片　拍摄时，患者下颌颏部位于颏托正中，上下切牙缘咬合在咬合板槽内，听鼻线与地面平行，头矢状面与地面垂直。胶片及 X 线管的倾斜角度与全口牙位曲面体层摄影相同，层面选择在颏托标尺向前 10mm 处。

3. 上颌位曲面体层片　拍摄时，患者颏部置于颏托上，听眶线与地面平行，头矢状面与地面垂直。胶片及 X 线管的倾斜角度与全口牙位曲面体层摄影相同，层面选择在颏托标尺向前 10mm 处。

二、唾液腺造影检查技术

唾液腺属于软组织，为了检查腺体内部的病变或评估邻近病变是否侵犯唾液腺，可以通过向腺体内注入吸收 X 线的造影剂来显影腺体及其导管，这种方法称为唾液腺造影。由于腮腺和下颌下腺具有较大的导管开口，便于注射造影剂，因此唾液腺造影通常仅限于这两种腺体。

（一）适应证与禁忌证

1. 适应证

（1）唾液腺的慢性炎症患者。

（2）唾液腺肿瘤患者。

（3）确定唾液腺周围组织病变是否侵犯腺体及导管。

2. 禁忌证

（1）对碘过敏者。

（2）唾液腺处于急性炎症期者。

（3）唾液腺导管结石患者。

（二）造影技术

常用的造影剂包括 60% 泛影葡胺（水剂）或 40% 碘化油。注射造影剂前，需用 1% 碘酊对腺体导管开口处进行消毒。

1. 油剂造影　注射完成后，用纱卷压住导管口，随后进行 X 线拍摄。

2. 水剂造影　注射造影剂后需保留针头，再进行 X 线拍摄。

3. 具体用量　需根据病变性质、患者年龄及反应情况进行调整。一般用量如下。

（1）腮腺：一般注入 1.5mL 造影剂。

（2）下颌下腺：一般注入 1mL 造影剂。

4. 拍摄方法　对于腮腺炎症性疾病，通常只需拍摄侧位片（图 3-13）；对于占位性病变，需同时拍摄侧位片和后前位片，以便对照分析；下颌下腺造影一般仅拍摄侧位片（图 3-14）。具体的拍摄方法可参考下颌骨侧位片和下颌骨后前位片的技术要求。

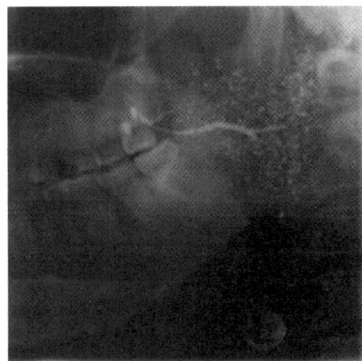

图 3-13　腮腺造影

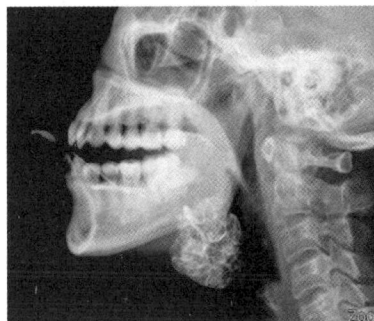

图 3-14　下颌下腺造影

三、锥形束 CT 技术

锥形束 CT 是一种基于锥形束投照的计算机重组断层影像技术。与传统的体层 CT（螺旋 CT）相比，锥形束 CT 的主要区别在于其投影数据是二维的，重建后直接生成三维图像，而体层 CT 的投影数据是一维的，重建后的图像是二维切片堆积而成的三维图像，且容易产生金属伪影。

（一）基本原理

锥形束 CT 的工作原理是通过 X 线发生器以较低的射线量（通常球管电流约为 10mA）围绕被检部位进行环形数字投照。在完成 180 ～ 360 次数字投照（具体次数因设备而异）后，将采集到的数据通过计算机重组，生成三维图像。

（二）检查技术

锥形束 CT 采用三维锥形束 X 线扫描替代传统体层 CT 的二维扇形束扫描，并使用二维面状探测器取代线状探测器。这种设计显著提高了 X 线的利用效率，只需旋转 360° 即可获取全部重建所需的原始数据。此外，面状探测器的使用加快了数据采集速度，同时锥形束 CT 具有极高的各向同性空间分辨率，进一步提升了成像质量。

（三）正常图像及应用

锥形束 CT 能够从三维角度观察被检部位，与传统的二维曲面体层图像相比，其精确度更高，能够更好地指导临床工作。以下是锥形束 CT 在临床中的主要应用。

1. 复杂根管系统的评估　某些牙齿可能存在根管侧支或副根管，这些结构在普通牙片或曲面体层片中难以显示，可能导致治疗效果不佳。锥形束 CT 图像可以清晰显示这些复杂结构，从而提高治疗效果。

2. 埋伏牙的定位及毗邻关系分析　锥形束 CT 能够准确定位埋伏牙的位置，判断其偏向唇颊侧还是腭舌侧，并观察其与邻近牙齿的关系（图 3-15、图 3-16）。在拔除下颌阻生牙时，锥形束 CT 可以明确牙根与下牙槽神经管的位置关系，避免术中损伤神经，导致下唇麻木。

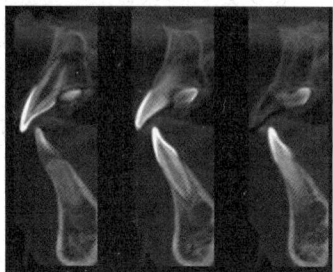

图 3-15　上颌多生牙，位于切牙腭侧

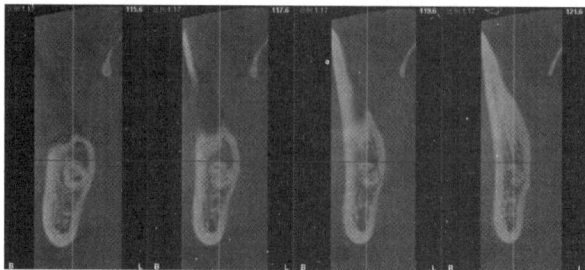

图 3-16　下颌阻生牙牙根与下牙槽神经管关系

3. 上颌后牙与上颌窦的位置关系评估　上颌后牙，尤其是第一磨牙的牙根常与上颌窦底接近，甚至可能位于上颌窦内。通过锥形束 CT 可以精确评估牙根与上颌窦的位置关系，避免在治疗或拔牙过程中引发上颌窦炎或上颌窦瘘（图 3-17）。

4. 种植牙的骨量测量　锥形束 CT 能够准确测量种植区域的骨量、骨密度及骨的方向，帮助医生更精确地选择种植体的直径和长度，从而提高种植牙的成功率（图 3-18）。

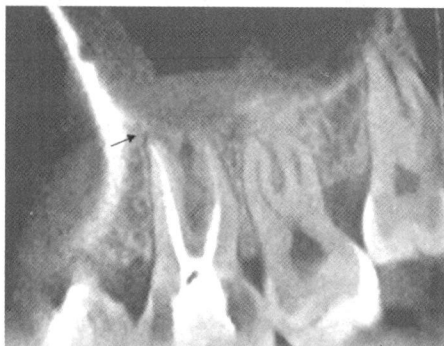

图 3-17　上颌第一磨牙牙根与上颌窦关系

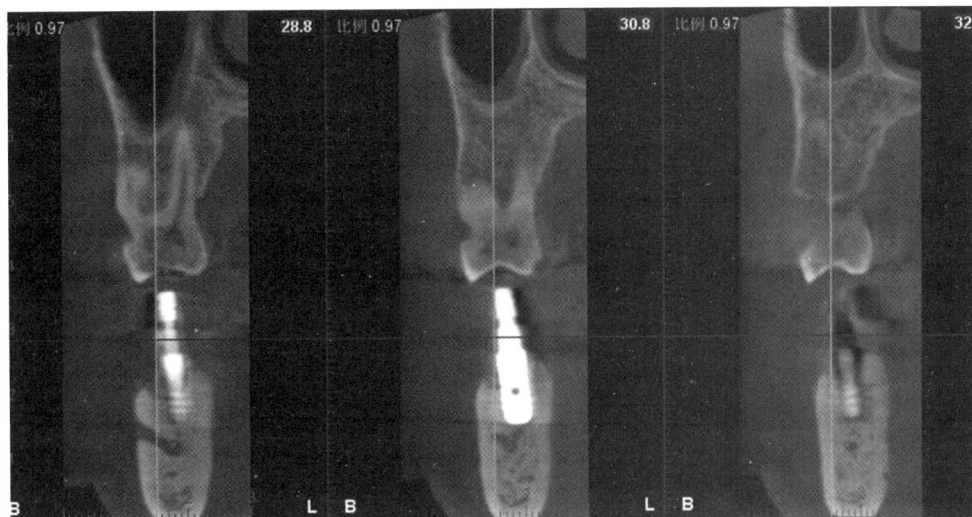

图 3-18　种植牙测量骨量

四、数字化 X 线摄影技术

随着医学影像技术的不断发展，数字化 X 线摄影技术（digital radiography，DR）在口腔医学领域的应用日益广泛。相比传统的胶片 X 线摄影，数字化 X 线摄影具有成像速度快、图像质量高、辐射剂量低、图像易于存储及传输等优势，为口腔疾病的诊断和治疗提供了强有力的技术支持。

（一）数字化 X 线摄影技术的基本原理

数字化 X 线摄影技术通过将 X 线信号转换为数字信号，利用计算机进行图像处理和显示。其核心组成部分包括 X 线发生器、数字探测器、图像处理系统及显示设备。根据探测器的类型，数字化 X 线摄影技术主要分为间接数字化技术（如电荷耦合器件、互补金属氧化物半导体）和直接数字化技术（如非晶硒平板探测器）。

（二）数字化 X 线摄影技术在口腔影像诊断中的应用

1. 数字化根尖片摄影　能够清晰显示牙齿、牙周组织及根尖周病变的细节，适用于龋齿、根尖周炎、牙周病等疾病的诊断。与传统胶片相比，数字化根尖片具有更高的分辨率和对比度，且可通过图像处理软件进行放大、增强等操作，便于医生更准确地分析病变。

2. 数字化咬合翼摄影　用于同时观察上下颌牙的冠部、颈部及邻面龋齿情况。其高灵敏度能够捕捉到早期龋齿和微小病变，尤其适用于儿童龋齿的筛查和诊断。

3. 数字化全景摄影　能够一次性显示全口牙齿、颌骨、颞下颌关节及上颌窦等结构，适用于多发病变、颌骨肿瘤、外伤及种植牙术前评估。数字化全景摄影的图像清晰度高，且可通过三维重建技术进一步分析颌骨解剖结构。

4. 锥形束 CT 与数字化技术的结合　锥形束 CT 作为一种三维数字化成像技术，能够提供高分辨率的颌面部三维图像，广泛应用于复杂根管治疗、埋伏牙定位、种植牙规划及颞下颌关节疾病的诊断。数字化技术的应用使得锥形束 CT 图像能够进行多平面重建、三维渲染及虚拟手术模拟，显著提升了诊断的精确性和治疗的可靠性。

5. 数字化头影测量　是通过计算机软件对头颅 X 线片进行测量分析的技术，广泛应用于正畸治疗、颌面外科手术规划及颅面生长发育研究。数字化技术使得测量过程更加高效、准确，且能够进行动态分析和模拟治疗结果。

（三）数字化 X 线摄影技术的优势

1. 图像质量高　数字化 X 线摄影技术能够提供高分辨率、高对比度的图像，便于医生发现微小病变。

2. 辐射剂量低　相比传统胶片 X 线摄影，数字化技术的辐射剂量显著降低，减少了患者和医生的辐射暴露风险。

3. 图像处理与存储便捷　数字化图像可通过计算机软件进行增强、放大、测量等处理，且易于存储、传输和共享，提高了诊疗效率。

4. 环保与经济　数字化技术无须使用胶片和化学冲洗剂，减少了环境污染和成本。

（四）未来发展趋势

随着人工智能和大数据技术的快速发展，数字化 X 线摄影技术将进一步与二者结合，实现自动化病变检测、诊断辅助及个性化治疗规划。此外，远程医疗和云存储技术的应用将使口腔影像诊断更加便捷和高效。

总之，数字化 X 线摄影技术在口腔影像诊断中的应用不仅提升了诊断的准确性和效率，还为患者提供了更安全、更舒适的诊疗体验，成为现代口腔医学不可或缺的重要工具。

❓ 思 考 题

1. 锥形束 CT 技术的优点有哪些？
2. 牙片分角线的拍摄方法是什么？
3. 锥形束 CT 的临床应用有哪些？

本章数字资源

第四章 牙及牙周疾病

第一节 龋 病

📋 **案例导入**

患者，女，15岁，左侧上后牙冷热刺激痛3天。查体：左上颌第一磨牙骀面洞，达牙本质深层，冷（＋），热（＋），探（＋），刺激去除后疼痛消失，未探及穿髓孔。临床诊断：左上颌第一磨牙深龋。

问题：1. 患者适合哪种治疗计划？
　　　2. 该疾病的X线检查有何典型表现？

龋病是牙体硬组织发生慢性进行性破坏、崩解形成缺损的一种疾病，发病率较高，是最常见的牙体硬组织疾病之一。龋病不仅会使牙齿硬组织在颜色、形态和质地等方面发生改变，还能引发牙髓组织和根尖周围组织的病变，甚至会感染颌骨引起颌骨骨髓炎等并发症，影响全身健康。

在临床上，龋病按病变的进展情况可分为急性龋、慢性龋和继发龋；按解剖学分类可分为骀面龋和平滑面龋、根面龋；按病变的深度可分为浅龋、中龋和深龋，此种分类方式最为常用。X线片显示龋坏区密度减低，为大小、深浅不同的牙体硬组织缺损，形成凹陷性窝洞状破坏，中心密度低，边缘密度逐渐增高，洞缘不清晰。

一、病史询问要点

1. 对冷热、甜酸刺激是否会引起疼痛，刺激去除后疼痛是否消失。
2. 有无自发性、阵发性疼痛，其程度如何，对温度刺激反应如何。
3. 对全口多数牙相继发生急性龋者，需询问患者的全身健康情况。

二、检 查 要 点

1. 龋洞发生的部位、范围和程度。
2. 用探针检查龋洞的深浅和硬度，对较深龋洞，应仔细检查有无穿髓情况，检查时动作要轻柔。
3. 如患牙出现自发痛症状，应做温度测试或电活力测定，以进一步判定牙髓状况。
4. 位于牙邻面、牙颈部的龋损，需借助X线检查以辅助诊断。

三、诊 断 要 点

1. 浅龋　病变仅限于牙釉质和牙骨质，在牙的点隙裂沟或邻面呈墨浸样小点或白垩色改变，临床上患者无自觉症状。

2. 中龋　龋损侵及牙本质浅层，有组织缺损形成龋洞，对甜、酸食物的刺激和温度刺激有敏感现象（图 4-1）。

3. 深龋　龋损侵及牙本质深层，有较深龋洞，接近牙髓，对食物嵌入和温度刺激均敏感或疼痛（图 4-2）。

4. 继发龋　多见于龋病治疗后的充填物边缘，可见龋洞周围牙体组织破裂、修复材料与牙体组织不密合等情况，形成新的龋损（图 4-3）。

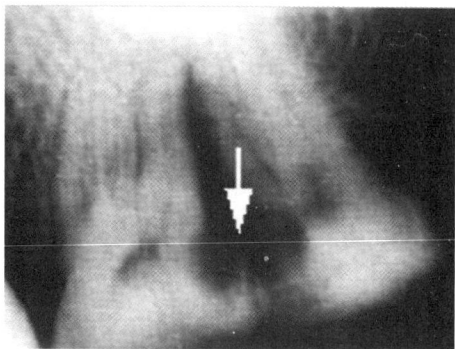

注：26 远中和 27 近中邻面中龋

图 4-1　中龋

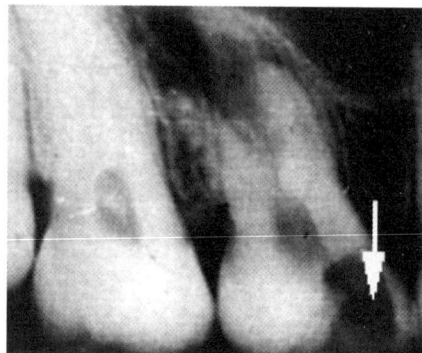

注：16 远中颌面龋坏

图 4-2　深龋

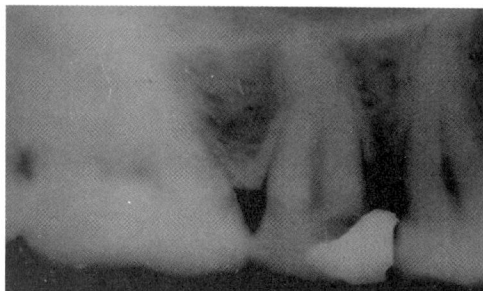

图 4-3　继发龋

四、治 疗 原 则

1. 浅龋可用药物处理或做预防性充填。
2. 中龋应做充填治疗，如牙冠缺损较多、固位差者，可视病情以嵌体或人造冠修复治疗。
3. 深龋接近牙髓，并有牙髓充血者可先行安抚治疗，待症状消失后，再做充填治疗。
4. 继发龋可先行去除原有充填材料，再视病变情况予以相应治疗。

医者仁心

葛立宏——儿童口腔的"童话医生"

"孩子的牙，要蹲下来看。"这是葛立宏教授常挂在嘴边的话。从医四十余年，他专注儿童口腔健康，致力于将诊室变成"童趣的乐园"。他的诊室里，墙壁上画满了卡通牙齿精灵。面对哭闹的孩子，他从不急于操作，而是蹲下来平视孩子的眼睛："小朋友，你的牙齿里住着'小蛀虫'，咱们一起当'牙齿小卫士'，把它赶跑好不好？"为了让患儿配合治疗，他还编写了《牙齿王国大冒险》绘本，用故事引导孩子理解治疗过程。葛立宏牵头制定了《中国儿童口腔健康管理指南》，推动全国幼儿园开展"小牙医体验日"活动，"让每个孩子不怕看牙"是他最朴素的愿望。

第二节　牙髓病

📋 案例导入

　　患者，男，45岁，左侧下后牙疼痛1天，夜间加重。查体：左下颌第二磨牙殆面洞，达牙本质深层，冷（＋），热（＋＋＋），探及穿髓点（＋＋＋），叩（－）。临床诊断：左下颌第二磨牙急性牙髓炎。

问题：1.患者适合哪种治疗方案？
　　　2.该疾病的X线检查有何典型表现？

　　牙髓病分为牙髓充血、牙髓炎、牙髓坏死、牙髓钙化和牙内吸收五大类。X线检查对于牙髓钙化和牙内吸收有明显诊断价值。

一、急性牙髓炎

　　急性牙髓炎以发病急、疼痛剧烈为典型临床特点。大多数病例属于慢性牙髓炎的急性发作，龋源性发病者多见。其诊断要点如下。

　　1.充血阶段　冷、热、甜、酸等刺激可引起短暂疼痛，刺激去除后即消失，无自发痛。

　　2.浆液性阶段　有激发痛，刺激去除后疼痛持续时间稍长；有自发痛，其性质为阵发性的尖锐疼痛；睡眠时疼痛加剧，可有睡中痛醒现象；有放射痛，一般不能指出患病牙位，当根管内牙髓有病变时，可有轻度叩痛和咀嚼痛、探诊疼痛。

　　3.化脓性阶段　疼痛加剧，呈持续的剧烈波动性疼痛，热刺激可增加疼痛，而冷刺激可缓解。有放射痛且平卧时加剧，往往不能指出牙位，可有轻度咀嚼痛及叩痛。

二、慢性牙髓炎

　　慢性牙髓炎是临床上最为常见的一类牙髓炎，其症状不典型，易误诊。其诊断要点如下。

　　1.多有深龋，牙髓已暴露，表层无感觉，深部探痛并出血。

　　2.平时无症状，冷热等刺激或食物嵌入龋洞时可发生轻度疼痛。

　　3.多有反复急性发作史。

　　4.青年恒牙的慢性牙髓炎，有时可见炎性肉芽组织自穿髓点伸出，无痛，触及易出血，即增生性牙髓炎的临床表现。

三、牙髓坏死

　　牙髓坏死多由各种牙髓炎发展而来，或因外伤、修复材料的刺激、不当的正畸治疗等因素影响，导致牙髓供血不足，发生变性、坏死。其诊断要点如下。

　　1.牙变色、无光泽。

　　2.患者一般无自觉症状。

　　3.牙髓活力测试无反应，但坏疽时，热刺激可能引起疼痛。

四、牙髓钙化

　　牙髓组织因血液循环障碍发生营养不良时，可出现细胞变性、钙盐沉积，形成钙化物质，称为牙髓钙化。其诊断要点如下。

1. 一般不引起临床症状。

2. 少数可出现与体位有关的自发痛。

3. X线检查方面，如髓室中有游离的或附着的致密阻射影象即为髓石，有时可压迫神经，引起疼痛（图4-4A）；如根管明显狭窄，常因弥散性钙化所致，多见于受过外伤的前牙（图4-4B）。

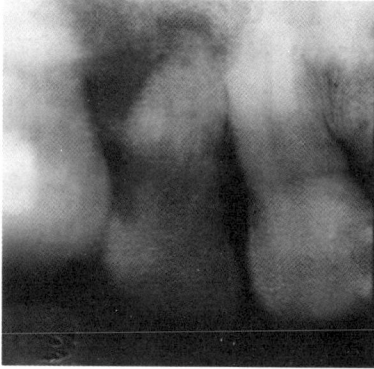

A.12 根管内高密度影像

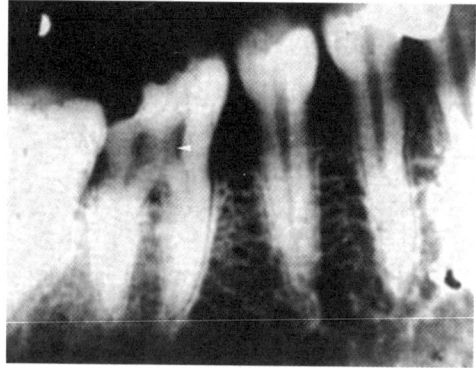

B.46 髓腔内高密度钙化物

图 4-4　牙髓钙化

五、牙 内 吸 收

牙内吸收是由于牙髓受到不良刺激后，牙髓组织发生肉芽性改变，其内产生破骨细胞而引起从髓腔内向外吸收牙体硬组织，使根管侧壁变薄。一般由创伤和慢性炎症引起，患牙多有外伤史。其诊断要点如下。

（一）临床表现

1. 一般无自觉症状。

2. 发生在根管部分的内吸收，牙冠的颜色没有改变，而发生在髓室的内吸收，牙冠呈现粉红色。

3. X线检查显示髓腔内有局限性不规则的膨大透光区域（图4-5）。

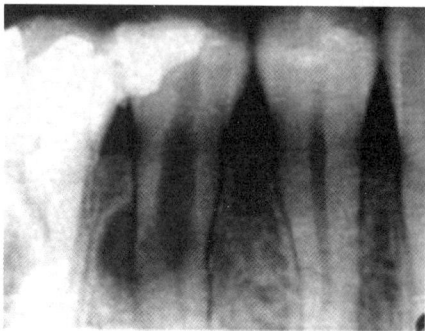

A.45 根管扩大，根侧有囊肿

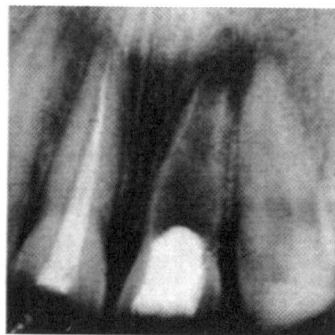

B.21 根管明显吸收、扩大

图 4-5　牙内吸收

（二）治疗原则

1. 急性牙髓炎

（1）当病变严重不能保存活髓时，应当去除病变牙髓，尽量保留患牙，维持牙列的完整性。

（2）治疗第一阶段应以缓解疼痛、减轻压力为主。

（3）治疗第二阶段以牙髓治疗为主，视髓腔及病变情况可选择根管治疗、塑化治疗或干髓治疗。

（4）对已经完成各种牙髓治疗的患牙进行永久充填，必要时行冠修复。

2. 慢性牙髓炎

（1）在局部麻醉下拔髓、疏通根管，暂封消毒药物，择期复诊；也可在局部麻醉下开髓后行一次性根管治疗。

（2）局部麻醉下开髓，放置牙髓失活剂，择期复诊。

（3）可以保存牙髓活力的情况，应尽量保存活力，采用安抚治疗或盖髓术；若只能保存牙髓部分活力，则应考虑保存根髓活力，可采用牙髓切断法，这对青年恒牙尤为重要。

（4）如牙髓活力不能保存，根管内牙髓已化脓或坏死，则应采用根管治疗。

（5）如有创伤殆或过深的牙周袋，应同时予以殆治疗，以消除病因。

（6）病牙无保留价值时，可予拔除。

第三节　根尖周病

📋 案例导入

　　患者，女，65岁，下前牙肿痛7天，牙齿松动。查体：右下颌侧切牙牙周袋深达根中1/3，自发性持续跳痛，咬合痛加重，冷（–），热（＋＋＋），叩（＋＋＋），松动Ⅱ～Ⅲ度，右下颌侧切牙根尖部牙龈发红，无明显肿胀，扪（＋），X线片显示右下颌侧切牙周膜间隙增宽。临床诊断：右下颌侧切牙根尖脓肿。

问题：1. 患者适合哪种治疗方案？

　　　2. 该疾病的X线检查有何典型表现？

一、急性根尖周炎

急性根尖周炎是指从根尖周出现浆液性炎症发展至化脓性炎症的连续过程。

（一）临床表现

1. 急性浆液性根尖周炎　临床表现为咬合痛。初期患牙感觉不适、浮出发胀感及与对颌牙的早接触，随着病程发展，患牙的浮出感和伸长感加重，出现自发性、持续性的钝痛以及明显的咬合痛。患者能够明确指出患牙。

2. 急性化脓性根尖周炎　根据脓液所聚集的部位不同，临床上可分别表现为具有各自特点的根尖脓肿、骨膜下脓肿和黏膜下脓肿三个阶段。

（1）根尖脓肿阶段：患牙可出现剧烈的自发性持续跳痛，咬合痛加重，患牙叩痛（＋＋）～（＋＋＋），松动Ⅱ～Ⅲ度。根尖部牙龈发红，无明显肿胀，扪诊微痛。

（2）骨膜下脓肿阶段：患牙出现的持续性、自发性、搏动性跳痛更加剧烈，并逐渐加剧，伴有体温升高、乏力等全身症状，患牙叩痛（＋＋），Ⅲ度松动，牙龈红肿，前庭沟变平，压痛（＋＋＋），扪诊深部波动感，并可触及同侧淋巴结肿大和压痛。

（3）黏膜下脓肿阶段：自发痛和咬合痛减轻，患牙叩痛（＋）～（＋＋），松动Ⅰ～Ⅱ度。黏膜下脓肿为明显的球形隆起，波动感较明显，脓肿表浅且容易溃破。

（二）影像学表现

急性根尖周炎影像学表现多为正常或牙周膜增宽表现。

二、慢性根尖周炎

慢性根尖周炎是因根管内长期存在感染，导致根尖周组织出现慢性炎症反应，表现为肉芽组织形成和牙槽骨破坏。

（一）临床表现

无明显自觉症状，多为死髓牙，因牙龈肿胀或咀嚼不适前来就诊。可查及患牙深龋、充填物或其他牙体疾病。牙冠变色，牙髓活力测验无反应。叩诊不适。可以在相应根尖部的牙龈或牙槽黏膜，甚至在皮肤上查及瘘管口，有瘘管排脓史。可有反复急性发作史。

（二）影像学表现

1. 根尖周脓肿　慢性根尖周脓肿在 X 线片上显示根尖的骨组织破坏，根尖周区有边缘不整齐、近似圆形密度减低的影像。病变急性期早期，X 线片常不显示根尖周骨质有明显改变（图 4-6）。

2. 根尖周肉芽肿　患牙根尖周为肉芽肿病变，X 线片显示为圆形或卵圆形的密度减低区，病变形状较规则，周界清晰，无致密线条围绕，但边缘密度较中心稍高。一般范围较小，直径多不超过 1cm（图 4-7）。

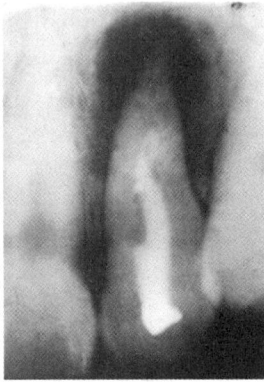

注：22 根管内不规则充填物，根尖区圆形低密度病变，边缘不整齐

图 4-6　根尖周脓肿

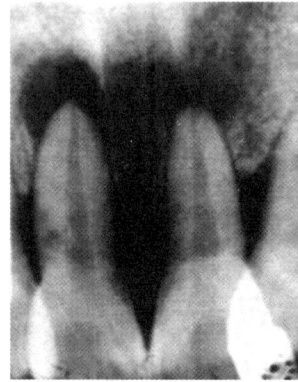

注：11、12 根尖低密度病变区，边界较清楚，病变区密度稍高

图 4-7　根尖周肉芽肿

3. X 线片　显示囊腔呈均匀黑色影像，在囊肿周围有密度较高的白色线条包绕，称骨化环。若囊肿合并感染，则囊肿密度增高，呈灰色影像，骨化环可能消失（图 4-8）。

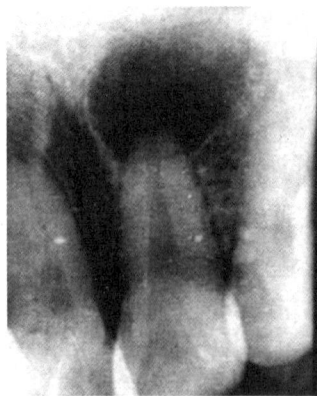

注：21 根尖低密度病变区，密度均匀，边界清楚，可见致密白线

图 4-8　根尖周囊肿

表 4-1　根尖脓肿、囊肿、肉芽肿区别

特点	根尖肉芽肿	根尖囊肿	根尖脓肿
大小	小于 1cm	1～2cm，可以较大	不一定
形状	圆形	圆形	不规则
边缘	清晰	清晰，有硬化边缘	模糊或者较清晰
包膜	无	可有	无
其他	周围骨质正常	偶有牙根吸收	周围骨质模糊或者硬化

三、致密性骨炎

致密性骨炎指根尖周组织受到轻微、缓慢、持续的低毒性因素刺激产生的一种骨质增生的防御性反应。

临床表现

1. 多见于青年人。下颌第一磨牙多见，常有较大龋坏，一般无自觉症状。
2. X 线片见根尖区骨小梁增多、增粗，骨质密度增高（图 4-9），骨髓腔变窄或者消失。

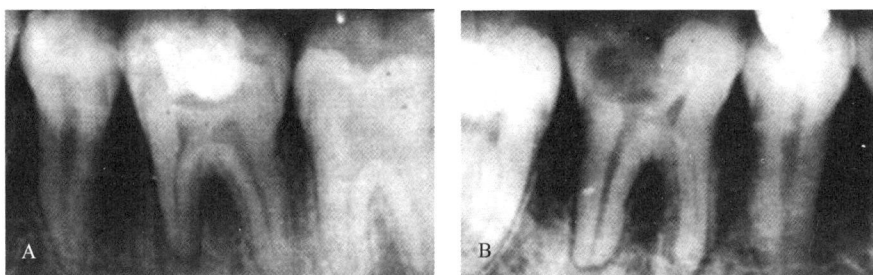

A.36 根尖牙槽骨围绕根尖增生　　　　B. 根尖牙槽骨增生呈 "V" 型

图 4-9　致密性骨炎

四、牙骨质增生

牙骨质增生可由慢性炎症、创伤或其他一些不明原因刺激所致。

临床表现

1. 常见于龋病、牙周病、咬合创伤的牙。多因拔牙困难或拍片时偶然发现。
2. X 线片见牙根变粗大，如病变位于根尖，则表现为根尖呈球状增生；如整个牙根受到波及，则牙根整体膨大；部分病例可有牙周膜间隙消失，与牙槽骨粘连（图 4-10）。

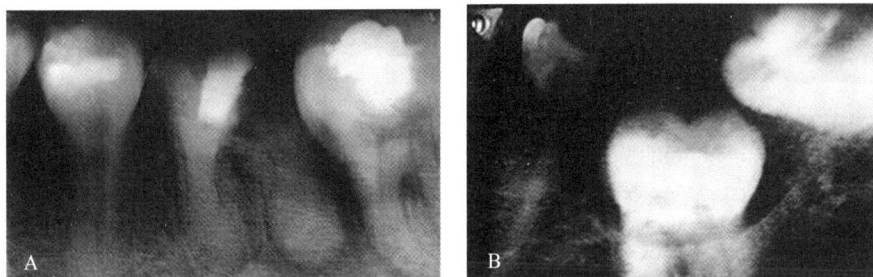

A.36 牙根呈球状增生　　　　B.36 牙根增生，与牙槽骨粘连

图 4-10　牙骨质增生

五、牙骨质结构不良

牙骨质结构不良又称牙骨质–骨结构不良、假性牙骨质瘤（不是真性肿瘤）。

临床表现

1. 多发生于中年女性，以下切牙多见，常为多牙损害，一般无自觉症状，牙齿松动。

2. 根据 X 线片显示的骨质破坏程度分为三期，分别是骨质溶解破坏期、牙骨质小体生成期、钙化成熟期。

（1）骨质溶解破坏期：根尖周牙槽骨破坏，呈纤维结缔组织样改变，X 线片表现为低密度透射区，多数为类圆形或小圆形，边缘不整，硬骨板及牙周间隙消失（图 4-11A）。

（2）牙骨质小体生成期：随病变发展，纤维结缔组织内部出现牙骨质小体样结构、骨样组织和骨组织。X 线片表现为病变区出现高密度的小片团状或点状钙化影像（图 4-11B）。

（3）钙化成熟期：钙化成分增多，出现较大的编织状组织和牙骨质团块。X 线片表现为根尖区成体积增大的团状钙化影像（图 4-11C）。

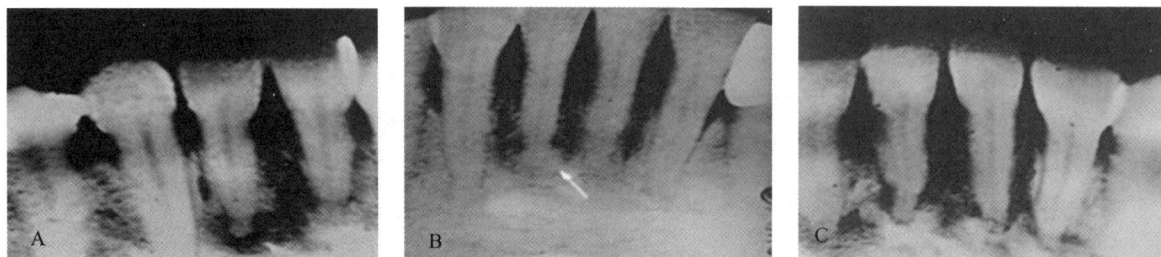

A. 根尖骨质溶解破坏　　　　　　B. 牙骨质小体形成　　　　　　C. 根尖钙化影像

图 4-11　牙骨质结构不良

第四节　牙周炎

📋 案例导入

　　患者，男，58 岁，下前牙牙齿松动，咀嚼不适。查体：下颌前牙区多数牙牙周袋深，龈上、龈下牙石多，牙龈萎缩明显，牙根暴露，冷（－），热（－），叩（－），松动 Ⅱ～Ⅲ 度，牙龈发红，初诊易出血，无明显肿胀，X 线片显示下前牙区牙槽骨吸收明显，高度降低。

问题： 1. 请问该患者的诊断是什么？

　　　　2. 该病 X 线检查有何典型表现？

　　　　3. 适合哪种治疗计划？

　　牙周炎（periodontitis）是菌斑微生物引起的牙周组织炎症性、破坏性疾病，病变除侵犯牙龈外，还破坏深层牙周组织（如牙周膜、牙槽骨和牙骨质）。其患病率随年龄增加而增高，且病变严重程度愈发严重。牙周炎常侵犯一组牙或全口牙的牙周组织，以磨牙区和下颌前牙发病最多见。

　　牙周炎 X 线片表现主要为牙槽骨吸收，常见牙槽嵴顶及骨硬板模糊、消失，牙槽嵴高度降低。部分患者由于慢性炎症刺激和咬合创伤，可表现为牙周膜间隙增宽或缩窄，牙根可有不同程度的吸收或牙骨质增生等改变。

牙周炎所引起的牙槽骨吸收常表现为以下三种类型。

1.水平吸收　常见于成人牙周炎和青少年牙周炎。X线片表现为牙槽嵴顶呈水平方向向根尖方向高度降低，吸收程度较均匀一致。早期表现为牙槽嵴顶硬骨板逐渐模糊消失，进而前牙区牙槽嵴顶由尖变平，后牙区牙槽嵴顶由梯形变凹陷，其边缘模糊粗糙呈虫蚀样改变。随着病变发展，牙槽骨逐渐向根尖方向吸收，牙开始松动移位，特别是上前牙，多向前呈扇形突出（图4-12）。

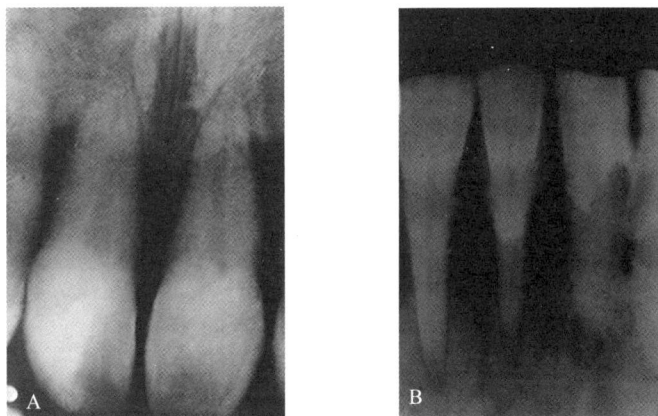

A.11、12牙槽骨水平吸收　　　　　B.32、42牙槽骨水平吸收

图4-12　牙槽骨水平吸收

2.垂直吸收　多见于成人复合性牙周炎。X线片表现为一侧牙槽骨，顺牙长轴方向，垂直向根尖吸收，呈楔形骨质缺损，牙周间隙增宽，骨硬板消失或中断，根尖亦可见吸收（图4-13）。

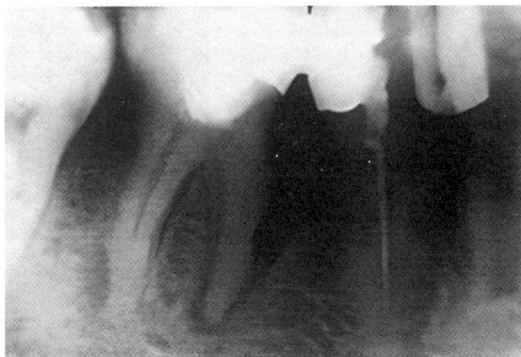

图4-13　牙槽骨垂直吸收

3.混合型吸收　X线片表现为牙槽嵴大面积水平吸收，同时伴有个别或多数牙槽嵴的垂直吸收。常见于牙周病的晚期，患者牙多松动明显（图4-14）。

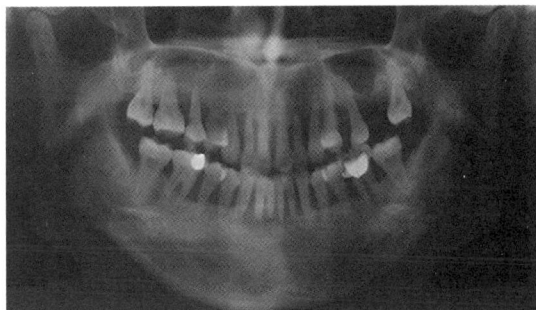

图4-14　牙槽骨混合型吸收

第五节　牙根折裂

📋 案例导入

　　患者，男，48岁，右上后牙疼痛。查体：16牙松动明显，牙龈肿胀，X线片显示16牙根线状密度减低的影像，牙体的连续性中断，其余未见异常。临床诊断：16牙根折裂。

问题： 1. 患者适合哪种治疗方案？

　　　　2. 该疾病的X线检查有何典型表现？

　　牙根折裂常发生于后牙牙根的一种非外伤性牙根折断，其原因可能为咬合力过大、牙周炎、根管治疗后壁过薄、不正确的牙冠修复等。

一、临 床 表 现

　　患者有冷热痛病史，自发痛、咬合痛，牙齿松动，有时又根管治疗史。

二、影像学表现

　　牙根呈横裂、纵裂（图4-15）或斜裂（图4-16）。

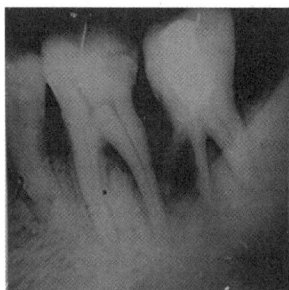

图4-15　牙根折裂纵裂

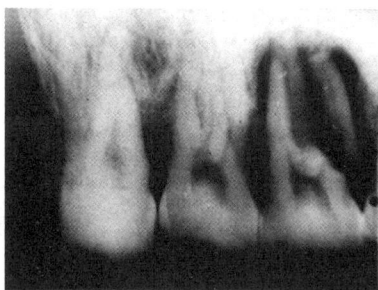

图4-16　牙根折裂斜裂

第六节　牙发育异常

📋 案例导入

　　患者，女，24岁，上前牙发黄、不美观。查体：上前牙区多数牙呈褐色斑，表面有牙釉质龋损，不光滑，有凹陷的沟状、窝状改变，探（−），叩（−），无牙齿松动，其余未见异常。临床诊断：上前牙釉质发育不全。

问题： 1. 患者适合哪种治疗方案？

　　　　2. 该疾病的X线检查有何典型表现？

牙发育异常是指牙在生长发育期间，受到多种不利因素的影响，从而使牙在结构、形态、数目和萌出方面发生异常的一种疾病。

一、畸形中央尖

畸形中央尖多见于下颌前磨牙，尤以下颌第二前磨牙最为常见。常对称发生，在咬合面中央窝处有锥形凸起，故称畸形中央尖。X线片表现髓室较高，根管粗大，根尖常有吸收，可合并根尖周病变（图4-17）。

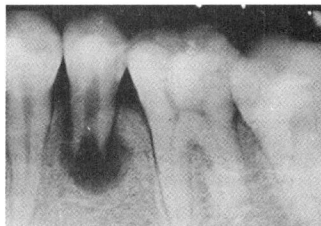

注：45根尖呈喇叭口状，𬌗面可见突起的小牙尖，根尖没有感染征象

图4-17 畸形中央尖

（一）病史询问要点

患者就诊时往往已并发牙髓病或根尖周病，可根据后两种并发症的病史询问要点进行问诊。

（二）检查要点

1. 咬合面中央有畸形突起，或牙尖折断痕迹。
2. 如中央尖折断或被磨损后，可表现为圆形或椭圆形黑环，中央有浅黄色或褐色的牙本质轴，可引起牙髓暴露，进而引发牙髓感染及坏死。
3. 通过X线检查观察牙根是否形成，以及根管的粗细和形态。

（三）影像学表现

X线片表现与牙萌出时间和有无感染有关，新萌的牙，牙尖无磨损，X线片显示咬合面中央窝处有一突出的小牙尖。

如中央尖未折断或穿破，牙髓没有感染，则根尖可正常形成。如中央尖都在使用过程中发生磨耗和破损，导致牙髓和根尖感染，造成根尖发育障碍，则根尖片和锥形束CT均显示牙根变短，髓腔粗大，牙根不能形成，根尖孔扩大呈喇叭形，常伴根尖周骨质吸收等感染征象。

（四）诊断要点

1. 牙体形态。
2. 如中央尖早期折断，牙根往往未形成，摄片可见根尖孔呈喇叭形。

（五）治疗原则

1. 及早预防 少量多次磨改，每次磨改后用硝酸银涂擦，以防牙齿敏感并刺激继发性牙本质形成。一般可根据具体情况，每隔2～4周磨改一次，直至完全磨去。

2. 治疗 已并发牙髓或根尖局病变者，根据具体情况，予以治疗。

二、畸形舌侧窝、畸形舌侧尖、牙中牙

前牙舌面的囊状凹陷，是常见的发育畸形，统称为牙内陷，舌隆突显著，窝底常缺乏釉质，易滞留食物并发生龋病，也易引起牙髓及根尖周病。多发生于上颌侧切牙（图4-18）。

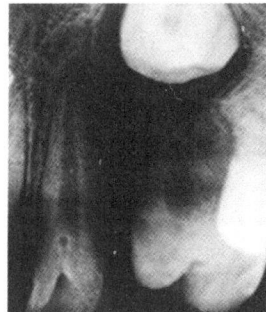

图4-18 畸形舌侧窝

（一）病史询问要点

根据龋病、牙髓病及根尖周病的病史进行询问。

（二）临床表现

1. 多见于上颌侧切牙。

2. 表现为体积增大的圆锥形牙，少数可呈较小的锥形牙。根据牙内陷的深浅程度及形态变异，可分为畸形舌侧窝、畸形舌侧尖和牙中牙。

（三）影像学表现

牙内陷表现为牙体形态异常，牙呈圆锥状，牙根正常或变粗大。舌隆突异常突起，根尖片及锥形束 CT 显示出与牙冠重叠的密度增高的小牙尖，为畸形舌侧尖。如舌隆突异常突起，同时在舌侧窝出现透射的纵形裂沟，可将舌隆突一分为二，甚至直达根尖，为畸形舌侧窝。当舌侧窝向髓室内陷过深，在牙中央形成类似小牙的结构且与患牙重叠，故称为"牙中牙"（图 4-19）。牙内陷常可伴有根尖周病变，X 线片表现为低密度病变区。

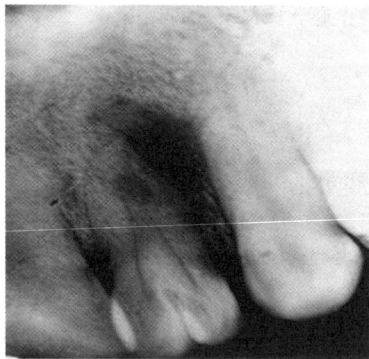

图 4-19   牙中牙

（四）检查要点

1. 牙体形态。

2. 围绕龋病、牙髓病和根尖周病的检查要点进行。

3. X 线检查。

（五）诊断要点

1. 舌面隆突显著，牙体粗大呈圆锥形。

2. X 线检查可见似小牙包在大牙之中，故常称牙中牙。

（六）治疗原则

如已有牙髓病和根尖周病症状时，根据具体情况给予处理。

三、融 合 牙

两个牙胚融合在一起的现象，有冠部融合、根部融合、冠根融合等，一般无症状。无论融合部位在哪里，其牙本质均相通。

（一）临床表现

1. 恒牙列、乳牙列均可发生。

2. 常见于下颌乳切牙。

3. 正常牙和额外牙均可发生。

（二）影像学表现

根据融合牙的程度可分为完全融合和不完全融合。完全融合是在两个牙钙化完成之前形成的，显示牙冠和牙根融合形成一个巨大的畸形牙（图 4-20）。不完全融合则是发生在牙冠或牙根的融合，如仅牙冠融合则可表现为两个根管，而牙根融合则表现为合二为一的粗大根管，融合牙可伴根尖感染（图 4-21）。X 线检查可以确定融合的方式、根管情况及根尖是否伴有炎症。

图 4-20　完全融合

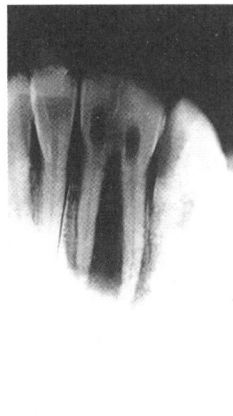

图 4-21　不完全融合

四、牙 根 异 常

牙在发育期间受到某种因素的影响而导致牙根形态和数目的异常。

影像学表现

在临床检查时难以发现，必须通过 X 线检查才能确定。常多见于恒磨牙，尤其第三磨牙，有时为一个融合根，有时为两根或三根，甚至为四个根，根的长度及弯曲度均可不相同。一般可见围绕牙根有双重牙周膜影像，可判定牙根的数目。牙根形态异常可发生于任何牙，尤其是牙发育异常（图 4-22）。

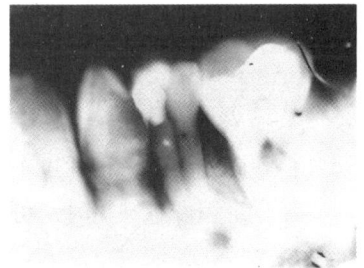

图 4-22　牙根弯曲

五、釉质发育不全

釉质发育不全属于牙结构异常，是指牙齿在发育过程中，由于严重的全身或局部因素的不良影响所引起牙釉质发育障碍，从而致使牙釉质基质不能形成或形成的基质不能及时矿化，形成的永久性釉质缺损（图 4-23）。

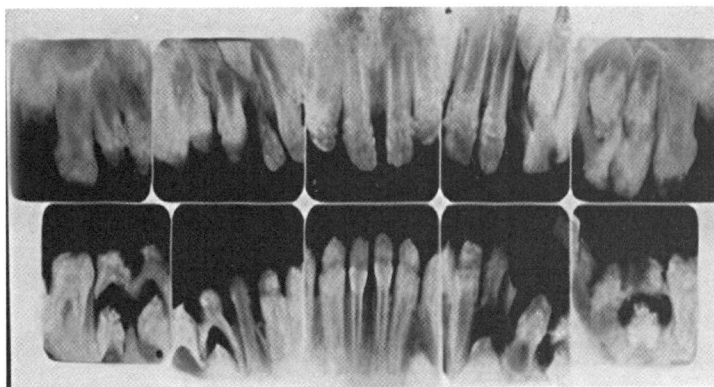

图 4-23　牙釉质发育不全

（一）病史询问要点

1. 询问胚胎期间，母体是否患有严重的系统性疾病，家族有无梅毒史。
2. 患者在出生后 1 ～ 5 年是否有严重的系统性疾病。

3. 乳牙是否有反复发作的根尖病史。

4. 牙胚是否受过外伤。

（二）检查要点

1. 釉质发育不全的牙位和数目。

2. 患牙的缺陷部位和颜色改变。

（三）影像学表现

患牙牙釉质较薄，X 线片显示牙冠部密度减低，牙冠磨耗变短，与邻牙接触点消失；严重者可显示牙釉质部分缺损，密度不匀或失去正常牙冠形态；而牙根、牙周间隙、髓室、骨硬板等无异常改变。

（四）诊断要点

1. 轻症患牙呈白垩色或褐色斑，重症表面有牙釉质龋损，不光滑呈凹陷的沟状、窝状或蜂窝状改变。

2. 由系统性疾病所引起的病变，往往累及同一时期发育的牙。

3. 个别恒牙釉质发育不全往往是由于相应乳牙的根尖周感染破坏恒牙胚所致，或由于外伤所致。

（五）治疗原则

1. 釉质发育不全预防重于治疗，应做好妇婴保健工作。

2. 牙组织严重缺损时，可考虑形态及功能的修复治疗。

六、遗传性乳光牙本质

遗传性乳光牙本质又称牙本质发育不全，乳牙、恒牙均可累及，有遗传倾向。牙呈半透明或乳光色彩，釉质容易从牙本质脱落，牙本质暴露，牙冠磨损、变短。X 线片显示牙冠磨损严重、变短小，牙间隙变大，髓室和根管部分或全部闭塞，牙根短而细长（图 4-24）。

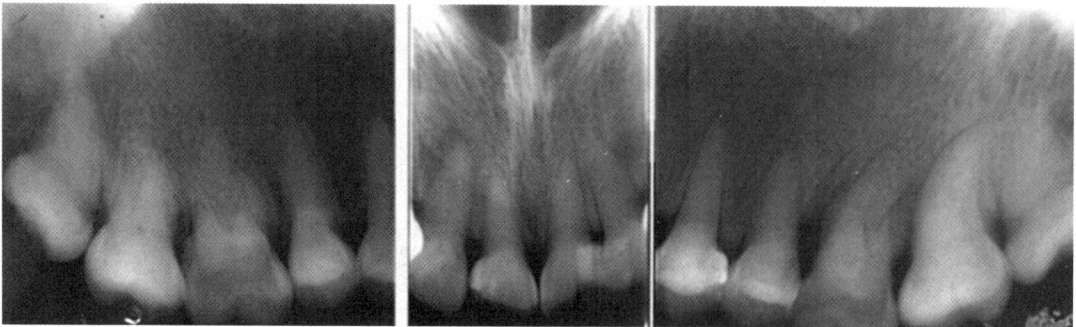

图 4-24　遗传性乳光牙本质

七、牙体数目异常

1. 额外牙　又称多生牙，临床上多见于上颌切牙及下颌前磨牙区，多呈锥形，X 线片显示额外牙比正常牙体积小，如为埋伏的额外牙，还需通过定位摄片法，确定额外牙是位于唇侧或腭侧，以决定手术的进路（图 4-25、图 4-26）。

2. 先天缺失牙　多发生于第三磨牙、上颌侧切牙、尖牙和上、下颌第二前磨牙，一般为对称缺失。

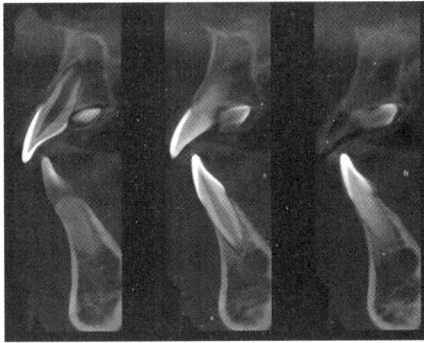

注：11、21间有一横置的额外牙，11扭转不能萌出

图 4-25　额外牙

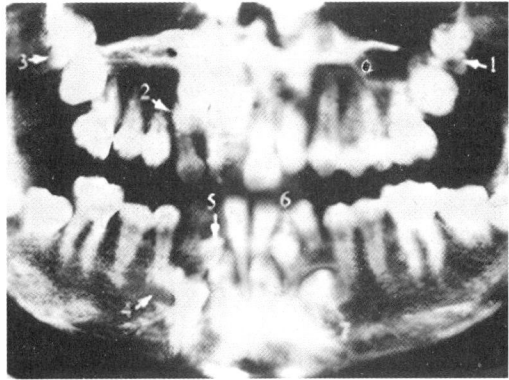

图 4-26　多发额外牙

八、阻　生　牙

由于牙冠周围软、硬组织的阻力，或者先天性因素导致牙不能在正常时间萌出到正常位置者，称为阻生牙（impacted tooth）。

（一）临床表现

下颌和上颌第三磨牙阻生最为多见，常引起冠周炎，甚至是间隙感染。上下颌尖牙、前磨牙、额外牙等也可能出现阻生，一般都不会出现临床症状。

（二）影像学表现

X 线检查对阻生牙的诊断和治疗非常重要。如阻生牙反复出现临床症状，特别是下颌第三磨牙，一般都需拔除，X 线检查必不可少，其检查是为了确定及了解。

1. 患牙阻生的位置　是低位阻生还是高位阻生、部分阻生还是完全阻生、软组织内阻生还是骨阻生。

2. 患牙阻生的方向　前倾、水平、垂直、侧向或颊舌向阻生。

3. 阻生患牙状况　有无龋坏、龋坏程度及根尖有无炎症。

4. 阻生牙与邻牙的关系　邻牙与阻生牙位置关系，是否有龋坏或根尖周感染，牙槽骨吸收程度，牙根尖是否吸收。

5. 牙根数目及形态　牙根有无弯曲，根尖是否增生肥大，牙根与颌骨有无粘连，牙根分叉的情况，牙根形态。

6. 牙根与下颌神经管　二者的位置关系和磨牙后间隙的大小等，有利于阻生牙拔除的正确评估（图 4-27）。

图 4-27　阻生牙

医者仁心

周彦恒——正畸领域的"精准艺术家"

　　主任医师周彦恒，在正畸领域是"精准"与"突破"的代表。他专注成人复杂正畸 30 年，用数字化技术突破了传统正畸的局限，帮助数万患者重获自信笑容。他率先将人工智能技术引入正畸诊断，开发了"正畸智能预测系统"。该系统可提前模拟牙齿移动效果，将误差控制在 0.1mm 以内。面对患者"正畸会不会导致牙套脸"的担忧，他牵头制定了《中国正畸治疗风险评估指南》，用科学数据消除公众疑虑。周彦恒常说："正畸不仅是排齐牙齿，更是重塑咬合功能和面部美学。"

❓ 思 考 题

1. 请说明急性牙髓炎的临床表现及治疗要点。
2. 请列表说明慢性根尖周炎根尖脓肿、囊肿、肉芽肿的区别。
3. 由牙周炎所引起的牙槽骨吸收的三种类型在 X 线片中各有何特点？

本章数字资源

第五章 颌面骨炎症

第一节 牙源性化脓性颌骨骨髓炎

📋 案例导入

　　患者，男，35 岁，右侧面部肿胀 3 个月。患者右侧下颌疼痛 5 个月，面部肿胀 3 个月，随后出现高热，抗炎治疗效果不明显。1 个月前患者右侧面部出现瘘管，全身症状缓解，偶有血性分泌物从瘘管分泌出，既往有牙痛史，临床检查见右侧面部肿胀，开口型偏右，开口度正常，下颌骨膨隆。47 牙冠部大部分缺损，叩痛（＋＋）。

问题：1. 患者还需要做哪些影像学检查？
　　　2. 患者的正确诊断是什么？

　　牙源性化脓性颌骨骨髓炎因其感染途径和病理特点不同，可分为牙源性中央性颌骨骨髓炎和牙源性边缘性颌骨骨髓炎两种类型。

一、牙源性中央性颌骨骨髓炎

　　牙源性中央性颌骨骨髓炎是由病原牙首先引起根尖周组织感染，若未得到及时而合理的治疗，炎症由颌骨内向周围扩散，进而累及骨密质和骨膜。炎症较局限者，称为局限性骨髓炎；炎症弥散者，称为弥散性骨髓炎。弥散性骨髓炎在临床上已很少见。

（一）病因和病理

　　致病菌通过病原牙髓腔或牙周致根尖周引起感染。上颌骨的牙槽脓肿，由于骨质疏松、骨板薄，脓液容易穿破骨壁向口腔引流，因而炎症逐渐消退，不易在上颌骨内弥散扩散。下颌骨的牙槽脓肿，由于骨质致密、骨板厚，脓液不易穿破得到引流，因此炎症易在骨松质和骨髓腔内蔓延，常通过下牙槽神经管波及整个下颌体，发展成急性弥散型骨髓炎。牙源性中央性颌骨骨髓炎多由根尖感染发展而来。

（二）临床表现

　　1. 下颌骨较上颌骨多见。
　　2. 其临床特点是发生于面深部的剧烈疼痛、发热及下唇麻木等。
　　3. 有明确的病原牙。
　　4. 急性弥散型骨髓炎时患者全身症状加重，高热、寒战、脱水及其他中毒表现，白细胞总数和中性分类增高。

5. 慢性期症状缓解，局部可出现瘘孔，有脓液溢出。

6. 临床诊断根据病史、临床表现和局部检查，结合X线片即可确诊。

（三）影像学表现

1. 弥散型　X线片显示为点状阴影，骨小梁破坏增多骨髓腔融合时，则呈现为斑状阴影，这种破坏的特点是以病原牙为中心，逐渐移行于正常骨组织（图5-1）。

2. 局限型　有大量骨质破坏及死骨形成，病灶边缘较整齐。死骨的密度一般较高，这是因为死骨周围的肉芽组织密度较低，两者对比明显所致。

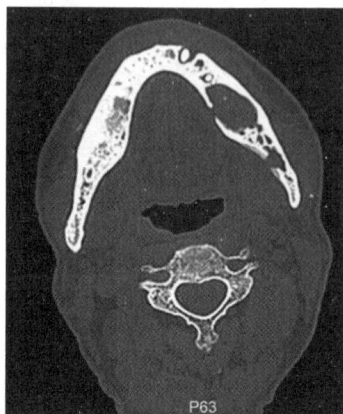

图 5-1　牙源性中央性颌骨骨髓炎

二、牙源性边缘性颌骨骨髓炎

牙源性边缘性颌骨骨髓炎主要是由病原牙首先引起颌周间隙感染，进而侵犯骨膜、骨密质乃至骨髓的炎症过程。牙源性边缘性颌骨骨髓炎分为两类，一类以骨质破坏为主，另一类以骨质增生硬化为主。牙源性感染经过颌周软组织到达下颌骨表面，引起颌周间隙感染，以咬肌下间隙感染最为常见。一类炎性渗出物刺激骨膜，引起骨质破坏。另一类细菌毒力较弱而机体抵抗力较强的情况下表现为以增生为主的炎症，应称为硬化性骨髓炎。

（一）病因和病理

边缘性颌骨骨髓炎多见于青年人，好发于下颌支外侧，由下颌第三磨牙冠周炎引起核周间隙感染而来，边缘性颌骨骨髓炎急性期不易发现，常被颌周间隙感染症状所掩盖。边缘性颌骨骨髓炎病因是由微生物、化学因素、物理因素引起的颌骨的化脓性感染，边缘性颌骨骨髓炎包括骨皮质、骨膜、骨髓的炎症。

（二）临床表现

1. 多见于青少年，常有冠周炎或其他牙痛病史。

2. 反复发作的腮腺咬肌区或颌周肿胀，不同程度的开口受限及局部压痛。相应部位可出现经久不愈或时好时发的瘘管，通过瘘管可以探到粗糙的骨面。

3. 病原菌多为金黄色葡萄球菌、链球菌以及其他化脓性细菌，混合感染非常多见；其次为粉碎性骨折或火器伤等开放性创伤；还有一小部分由面部皮肤或口腔黏膜感染引起。

4. 边缘性颌骨骨髓炎的急性期，临床特点与颌周间隙，与咬肌间隙、翼下颌间隙感染的表现相似。

（三）影像学表现

1. 溶解型　X线片显示为骨膜增厚，骨密质变粗糙，骨小梁稀疏不匀，颌骨有局限的密度减低区，无明显死骨形成。该型常见于下颌升支部。

2. 增生型　常见于青年人，病变特点以骨质增生为主，溶解破坏少。X线片显示骨密质增生，骨质呈致密影像（图5-2）。

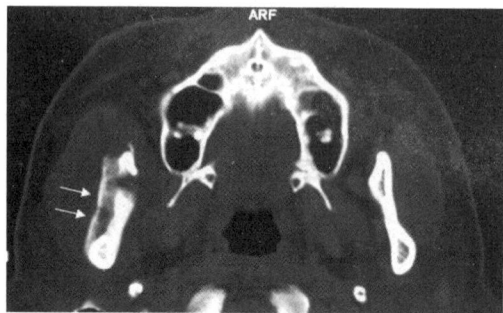

图 5-2　牙源性边缘性颌骨骨髓炎

陈谦明——公益路上的"口腔健康使者"

在四川大凉山、西藏林芝等偏远地区，陈谦明主任医师的足迹遍布村寨与学校。作为国内口腔黏膜病领域的权威，他始终坚信，最好的治疗是预防，最深的仁心是让更多人看得起牙。他还推动华西口腔医院与基层医院建立"远程会诊联盟"，通过5G技术实现疑难病例实时诊断。他主编的《口腔健康科普手册》（藏汉双语版），将刷牙、用牙线等知识编成顺口溜，让牧民"听得懂、学得会"。陈谦明的公益足迹已覆盖全国20余个省份，培训基层口腔医生超千人，让"微笑工程"扎根大地。

第二节 婴幼儿颌骨骨髓炎

婴幼儿颌骨骨髓炎少见，是一种非牙源性化脓性炎症，在抗生素应用之前死亡率高达30%。婴幼儿颌骨更富有骨松质，而骨密质薄，血运丰富，容易引流。这是其与成年患者不同之处。

（一）病因病理

病原菌主要为金黄色葡萄球菌。婴幼儿颌骨骨髓炎多为血源性感染，多见于血运丰富的上颌骨。感染途径主要由远处化脓性病灶，如脐带、皮肤等感染经血行播散所致，出生时口腔黏膜损伤引起、上颌窦炎和母乳或人工喂养污染也是感染的来源。婴幼儿下颌骨骨髓炎极为罕见。

（二）临床表现

1. 多发生于上颌骨，表现为眶下区蜂窝织炎。
2. 全身症状常较轻微，可表现为烦躁不安、食欲减退、呕吐、腹泻及低热。但也有的患儿起病急，全身症状明显，表现为高热、厌食及脱水。
3. 局部表现为内眦和外眦肿胀、结膜炎及眼球外突。
4. 口内检查示病变侧上颌颊、腭侧黏膜充血，龈颊沟肿胀，尤其是磨牙区。
5. 发病数天便可形成瘘管，脓液经瘘管排出，自鼻腔排出者亦较常见。
6. 病变转入慢性期并可有死骨形成。小块死骨或坏死牙胚可自瘘管排出。
7. 发生于下颌骨者，症状表现如同牙源性中央性颌骨骨髓炎所见，只是无病原牙及相关症状。
8. 治疗不及时或治疗不当可导致面部畸形、牙缺失及下睑瘢痕。

（三）影像学表现

1. 病变早期，X线片表现无异常。
2. 晚期病变颌骨破坏广泛，表现为不规则骨质密度降低并有死骨形成及牙胚移位、缺失，死骨脱落而导致颌骨畸形。
3. CT检查有助于明确病变范围、程度。

第三节 硬化性骨髓炎

硬化性骨髓炎是一种少见的、非化脓性骨髓炎，其特点是骨膜成骨，不形成脓肿，无骨坏死发生。硬化性骨髓炎也被称为加雷骨髓炎（Garré osteomyelitis）、慢性非化脓性硬化性骨髓炎、干性骨髓炎等。

（一）病因病理

组织病理学改变为骨密质板内侧骨膜下新骨形成及轻度炎症细胞浸润。硬化性骨髓炎的发生是多种因素共同作用的结果。由于存在慢性炎症且宿主抵抗力和感染的毒力达到平衡，因此该病常见于骨膜具有活跃成骨能力的青年人。如果宿主抵抗力低于细菌毒力，则会出现骨质破坏、吸收。

（二）临床表现

1. 好发于儿童和年轻成人，老年人偶有发生。
2. 可有牙痛史。
3. 最常见的病因为根尖周感染，通常与磨牙，尤其第一磨牙龋齿有关。
4. 少数病例无明确的病原牙，可能为血源性感染。
5. 局部肿胀、疼痛及开口受限。
6. 肿胀常见部位是单侧下颌角下缘及升支，累及前牙区者较为罕见。也可发生颌骨膨隆。

（三）影像学表现

1. 致密性骨硬化伴骨膜新骨形成。
2. 早期可以看到骨密质外薄层膨出的骨质，骨密质及膨出的骨质之间为无骨小梁结构的低密度影像。
3. 炎症刺激持续存在可致间断性骨膜新骨形成并分层，阻射层与透射层交替存在，呈葱皮样改变。
4. 病变进一步发展，层状骨膜成骨融合形成团块状新生骨。
5. 邻近髓质骨常有硬化，可在硬化骨质中有低密度透射影。
6. 炎症刺激去除后，病变骨可改建为正常形态。

第四节　下颌骨慢性弥漫性硬化性骨髓炎

慢性硬化性颌骨骨髓炎分为局限性和弥漫性两种：局限性硬化性颌骨骨髓炎特点为牙髓感染导致的根尖周骨质致密性反应，也称致密性骨炎，发病年龄多为 20 岁以下；慢性弥漫性硬化性颌骨骨髓炎主要表现为颌骨的反应性增生，缺乏急性过程，多见于下颌骨。本节主要介绍慢性弥漫性硬化性骨髓炎。

（一）病因病理

病因和病变性质尚不完全明确，一般认为与低毒性感染有关。

（二）临床表现

1. 由颌骨的低毒性感染引起，无脓肿及瘘管形成，无死骨形成。
2. 可发生于任何年龄，但老年人较多见，女性多于男性。
3. 病变范围通常较大。
4. 病变多见于下颌骨。
5. 反复发作的肿胀和疼痛，可持续数年。
6. 急性发作期由于咬肌感染可伴有开口受限和咬肌区肿胀。
7. 由于骨膜下骨沉积，颌骨可有不同程度膨隆。
8. 病变进展期与静止期交替发生，疼痛可能与病变进展期有关。

（三）影像学表现

1. 早期表现为界限不清的骨质密度减低区及硬化区。

2. 病变通常累及大部分下颌骨。

3. 病变早期及年轻患者以骨膜成骨为主，受累骨体积增大；病变慢性期及老年患者骨吸收占主导地位，导致下颌骨高度降低。

4. 经过 5 ～ 10 年，骨硬化可消退，骨结构基本恢复正常。

5. 弥漫性硬化性颌骨骨髓炎 CT 表现为骨质硬化明显，硬化区内散在低密度区，骨密质明显吸收或消失。

第五节　牙源性上颌窦炎

牙源性上颌窦炎是由牙根发炎引起的。上颌窦与上颌前磨牙、磨牙牙根部距离较近，上颌窦形状为锥形空腔，骨本身作为窦的壁，大部分为薄的密质骨板，内稍有松质骨，最薄的地方骨内面直接被覆黏膜，当牙根发炎后病菌很容易进入上颌窦腔内，引起炎症，这类疾病称为牙源性上颌窦炎（图 5-3）。上颌第一磨牙腭侧根离上颌窦底最近，其次是上颌第二前磨牙和上颌第二磨牙近中颊根，有的牙根因发育原因或根尖炎症骨质破坏，牙根就在上颌窦腔内，牙根一旦发炎，就会引发上颌窦炎。

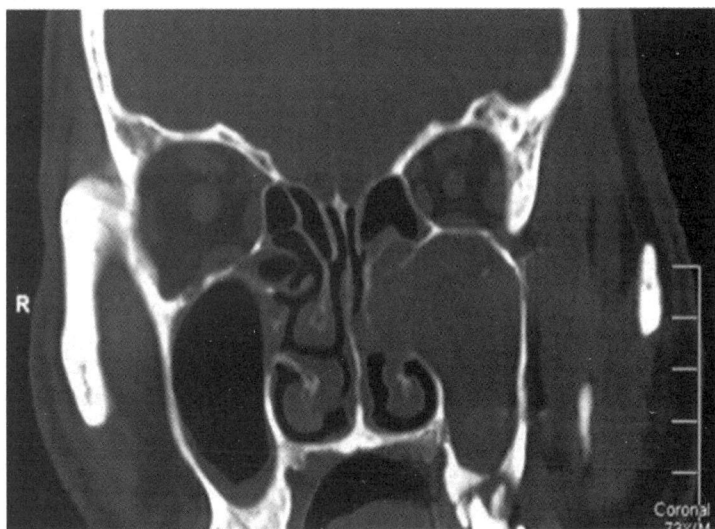

图 5-3　牙源性上颌窦炎

（一）病因病理

最常见的病因是上颌磨牙及第二前磨牙根尖周炎扩散至上颌窦，其发生与解剖因素有关。当上颌窦发育较大时，上述牙根尖与上颌窦底仅有薄层骨质相隔，甚至只是一层黏骨膜。此外，长期无牙颌或磨牙缺失的患者因牙槽突吸收，窦底可接近牙槽嵴顶。在此基础上，口腔科治疗如拔牙时断根被推入上颌窦内、搔刮拔牙创、根管治疗时器械穿通窦底使黏骨膜撕裂等，均可将感染带入窦内。病变早期为窦内黏膜充血、水肿、增厚、血管扩张和渗出，然后发生炎症细胞浸润和上皮细胞脱落，窦内产生脓性分泌物等。

（二）临床表现

1. 上颌窦炎可分为急性与慢性两种。

2. 急性者起病突然，体温升高；鼻阻塞、鼻腔分泌物增多；上颌区疼痛；面颊与下睑肿胀；头痛；患牙松动、叩痛、相应的龈颊沟变浅；牙痛可放射至同侧上颌部或额颞部。

3. 慢性者多由于牙源性感染持续存在或因急性上颌窦炎未治愈而致，症状与急性者略同，只是程度较轻。可有脓涕、鼻塞、嗅觉迟钝、呼气有臭味，患侧中鼻道蓄脓，头痛及记忆力减退等症状。

4. 鼻源性上颌窦炎多为双侧发病，牙源性上颌窦炎多为单侧。

（三）影像学表现

1. 可见病原牙根尖周骨质破坏，牙周膜及牙槽骨骨硬板影像消失，或见牙槽窝与上颌窦底相通，或窦内有断根遗留。

2. 窦壁增厚发生在上颌窦内侧壁和下壁，这些区域与口腔和鼻腔相邻。

3. 华特位片或 CT 片上，可见患侧上颌窦密度弥漫性增高，气腔明显缩小，或周围可见环绕窦壁的带状肥厚黏膜影像。

4. 窦壁骨质无破坏，窦壁致密线条影像多数清晰可见。

5. 急性期若窦腔内有积液，坐位投照时可见液平面。

第六节　放射性骨髓炎

放射性颌骨骨髓炎指放射剂量超过 50Gy，引起包括颌骨骨膜、骨皮质、骨松质和骨髓等整个骨组织的炎症，是头颈部恶性肿瘤放射治疗后常见的并发症之一（图 5-4）。主要表现为口腔颌面部软组织的纤维化、张口受限、颌骨坏死、死骨暴露、瘘管形成、长期溢脓、久治不愈，伴有剧烈疼痛和恶臭，严重影响患者生存质量。

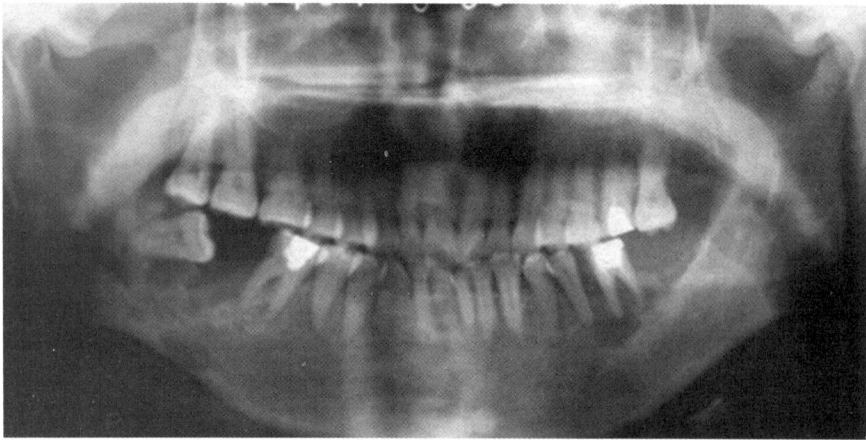

图 5-4　放射性骨髓炎

（一）病因病理

关于颌骨放射性骨坏死的病因病理至今仍存在争议。以往认为放射治疗、创伤和感染是发生颌骨放射性骨坏死的最主要因素。

（二）临床表现

1. 下颌骨多于上颌骨，下颌骨后部多于前部。

2. 唾液分泌减少，口干、下唇麻木，牙齿易发生龋齿。

3. 疼痛、骨暴露。

4.若继发颌周蜂窝织炎，开口受限。

5.黏膜或皮肤瘘管，溢脓。

6.大块死骨形成，可致病理性骨折，咬合关系紊乱。

（三）影像学表现

1.牙及牙周　放射线对唾液腺的损害使唾液分泌量减少、缓冲能力下降、黏度及酸度增加，致使口腔正常的自洁作用和唾液的抑菌作用丧失，其结果是易发生龋齿。放射性龋好发于牙颈部，病变初期为浅龋，进一步迅速发展形成颈部环状龋，牙冠折断后遗留多数牙甚至全口牙残根。有时放射性龋也可发生于咬合面和暴露的根面。此外，尚可见到牙周膜增宽、骨硬板密度减低或消失和牙槽突吸收、高度减低等。

2.颌骨病变早期　由于少量放射线照射可使成骨细胞的活力减弱，破骨活动相对增强，为骨质吸收创造了条件。因此，骨质呈弥散性疏松，进而有不规则破坏，呈斑点状或虫蚀样，骨密质不连续。有时病变区中间有散在增粗的骨小梁和密度增高的小团块病理性骨沉积。由于多野照射、多次照射、多疗程照射，导致放疗中难以严格控制辐射范围，所以病变边界多不清楚。病理性骨折多发生于下颌骨。

3.颌骨有牙存在　放射性骨坏死易继发感染，病变常从牙槽突开始。当病变以牙槽突为主时，表现为局部骨质疏松及根尖周密度减低影像。随病变进展，骨吸收破坏加重、范围增大，可见大小不等、形状不一的死骨。由于成骨和破骨活动均停止，所以死骨不易分离。较大的死骨形成，可导致病理性骨折，多发生于下颌骨。此时，病变中心常不在牙槽突，而位于根尖以下，并可累及下颌缘骨密质板。骨膜对放射线高度敏感，放射线照射后的骨膜活力明显降低，甚至消失，因而很少发生骨膜成骨。

第七节　特异性颌面骨骨髓炎

特异性颌面骨骨髓炎是指由结核杆菌、放线菌等所引起的颌面骨炎症。这类炎症在全身各部位均很少见，骨病变较软组织病变则更为少见。本节主要介绍颌面骨结核和放线菌病。

一、颌面骨结核

颌面骨结核少见，不到全身骨结核的0.2%。其中以发生于颌骨及颧骨较多见。结核是一种慢性、感染性肉芽肿性病变，主要由结核分枝杆菌引起，其临床特点多种多样。约3%的肺结核或系统性结核有口腔表现。颌面部结核分为原发性和继发性两类，继发性结核较多见，大多数口腔结核病变继发于体内其他部位的结核病变。

（一）病因病理

颌骨结核的感染来源可以是口腔黏膜、牙龈的病变蔓延至颌骨，或开放性肺结核患者痰液中的结核菌经拔牙创直接侵入骨内，但上述途径均少见。较多见的感染途径是体内其他脏器的结核病灶中的结核菌，经血液循环侵入颌面骨。经血液循环停留在骨松质内的结核菌，初起引起非特异性反应，随即产生结核性肉芽组织，即结核结节。开始时结节多细小而分散，随着结节的增大，中心产生干酪样坏死，并可逐渐融合。随着病变的发展，骨质逐渐被破坏，而被结核性肉芽组织和坏死液化后形成的脓液所代替。大量脓液的产生，形成冷脓肿，如经皮肤破溃即成窦道，随后可发生继发性化脓性感染。

（二）临床表现

1.口腔黏膜结核病

（1）局部疼痛性溃疡，缓慢发展且无自愈倾向。

（2）溃疡的特点是边缘不整齐，有倒凹，底面较深且凹凸不平，经常发生于易受创伤的部位，易被误诊为创伤性或癌性溃疡。

（3）病变破坏牙槽突，导致患牙逐渐松动，甚至脱落。

2. 颌面骨继发性结核

（1）经血行感染引起。

（2）多见于下颌角及颧颌缝。

（3）初期表现为患部无痛性肿胀，隐痛，临床有时误为肿瘤。

（4）形成冷脓肿，脓液穿出后遗留经久不愈的瘘管。

（5）全身症状较轻，一般仅有低热及血沉加快。当合并化脓性感染时，病变部位红、肿、热、痛等局部症状和高热、头痛、食欲差等全身症状均较明显。

（三）影像学表现

1. 局部骨质破坏，可有细小死骨形成。骨质破坏范围较大时可发生病理性骨折。

2. 经拔牙创感染者，可见拔牙创经久不愈。

3. 结核性颌骨骨髓炎以骨破坏为主，表现为颌骨内局限性密度减低区，边界不清，当病灶较大，累及骨密质刺激骨膜时，则可有骨膜性新骨形成。

4. 结核性骨髓炎发生于儿童者，可引起颌骨膨隆。成人骨质较致密，很少发生骨质膨隆。

5. 结核性骨髓炎好发于下颌角，无病原牙，但病变较大时可波及牙胚，致牙胚的致密线状影消失，牙胚移位。

6. 发生于颧颌缝处的结核病灶，多侵犯颧颌缝的下半部分。破坏区的界限一般尚清楚，周围无新生骨表现，中心可见有小死骨，或可见破坏区邻近骨质轻度膨胀。有时骨质破坏范围较大并伴有颧弓病理性折断。

7. 上颌窦一般不受影响，但较大的病灶亦可使上颌窦发生反应性炎症。

二、颌骨放线菌性骨髓炎

颌骨放线菌性骨髓炎是一种由放线菌引起的、以肉芽肿性和化脓性病变为特点的慢性颌骨骨髓炎。放线菌病多见于软组织，较少累及骨质。颌骨的损害多为软组织病变侵犯的结果，下颌骨较上颌骨多见。

（一）病因病理

放线菌是一种内源性寄生菌，毒力较弱，存在于正常人的龋洞、牙周袋、扁桃体窝等处，当机体抵抗力降低时，由于感染、创伤或外科手术破坏了正常口腔黏膜屏障，放线菌可侵入邻近组织。病菌进入骨内形成多数脓肿，相互间有管道相通。病变的特征是在脓液或肉芽组织中出现菌体及菌丝形成的黄色小颗粒，特称为"硫黄颗粒"。

（二）临床表现

1. 颌骨放线菌病分为急性和慢性两种。

2. 慢性者多见，其原因是放线菌繁殖缓慢、毒力较弱。

3. 多发生于青壮年男性，常见于下颌骨后部。

4. 表现为硬性软组织包块、发窦道和不同程度开口受限。

5. 病变部位的软组织可呈弥漫性木板样硬度浸润块，进行性缓慢增大，皮肤颜色为紫红色或暗红色，有时局部有波动感。

6. 炎性病灶软化形成脓肿，脓肿破溃形成数目不等的窦道，窦道深，肉芽组织或排出的浆液性液体中含有黄色颗粒样物质，即"硫黄颗粒"。

（三）影像学表现

1. X 线片表现是骨质破坏及周围骨质呈反应性新骨增生。

2. 骨质破坏区表现为颌骨内大小不等的透影区，骨质增生区表现为骨质密度明显增高。

3. 病损多累及骨膜，致骨膜明显增厚、颌骨膨隆畸形。

4. 单纯表现为骨膜成骨或病变部位的骨质疏松，或较大的骨质破坏区均很少见。

❓ 思 考 题

1. 简述中央型颌骨骨髓炎的临床表现及影像学表现。

2. 简述边缘性骨髓炎的临床表现及影像学表现。

3. 简述放射性骨髓炎的临床表现及影像学表现。

本章数字资源

第六章　唾液腺疾病

第一节　唾液腺炎症

📋 案例导入

患者，女，35 岁，左侧耳下肿胀疼痛伴发热 3 天。查体：左侧腮腺区明显肿胀，皮肤发红、触痛（＋＋），左侧腮腺导管口红肿，按压可见脓性分泌物，张口受限（张口度＜2cm），体温 38.5℃，血常规示白细胞 12.5×10^9/L，中性粒细胞 85%。

问题：1. 患者的诊断是什么？
　　　2. 如何进行鉴别诊断？

一、概　　述

唾液腺炎症常见有慢性阻塞性腮腺炎、慢性复发性腮腺炎及唾液腺结核。各临床类型有常见人群与发病部位，诊断时应结合临床表现、影像学表现及患者病史。

二、慢性阻塞性腮腺炎

腮腺区肿胀，进食时明显，有时突然从腮腺导管口流出稠而有咸味的液体，随之胀痛减轻，甚至消失；持续性腮腺区疼痛、不适，唾液分泌减少，口干、口臭等；进食或看见食物，尤其是酸性食物，唾液分泌量增加，导管排出受阻，即加剧腮腺区的疼痛与肿大，停食后症状又逐渐消失，一般不伴有明显的全身症状。临床检查腮腺轻微肿胀或不明显，伴发急性感染时皮色稍红，一般均属正常，导管口可有轻微发红，压迫腺体可从管口流出混浊的"雪花样（snowflake-like）"唾液，或为黏稠蛋清样唾液，甚至为黏液栓子而非唾液，病程较久者扪诊腺体硬韧感，腮腺导管呈粗硬索条状。

主要根据临床表现和腮腺造影诊断该病。在进行造影检查之前拍摄 X 线片是必要的，这可以排除结石的存在。造影表现为主导管系统部分狭窄，部分扩张似腊肠样改变，腺体部分呈斑点状末梢导管扩张（图 6-1），因此，本病又被称为慢性斑点状腮腺炎（chronic punctate parotitis）。

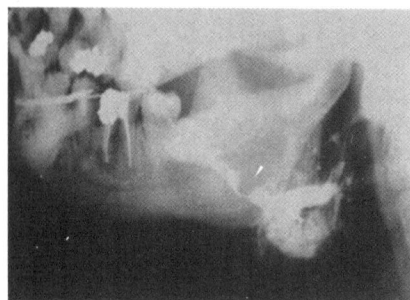

图 6-1　慢性阻塞性腮腺炎

三、慢性复发性腮腺炎

复发性腮腺炎发生于儿童者不同于成人，发病年龄从婴幼儿到 15 岁均可发生，以 5 岁左右的男童最为常见，间隔数周或数月发作一次不等，年龄越小，间隔时间越短；随着年龄增长，间隔时间愈长，甚至 1～2 年肿胀一次，青春期后逐渐自愈，极少病例仍延续发作，肿胀可以很突然，单侧或双侧，从涎腺造影观察，显示涎腺末梢导管呈点状扩张，但常常只一侧发生肿胀，由于儿童复发性腮腺炎有自愈倾向，认为是先天发育不全所致，研究报告表明儿童期诊断为复发性腮腺炎者，成年后再做腮腺造影，原来所见的末梢点状扩张消失，但真正的原因仍不清楚。

　　患者常不明确起病时间，多因反复发作腮腺肿胀而就诊，常为双侧，肿胀发作有时和进食有关，并伴有轻微疼痛，这是因为进食时唾液分泌增加且黏稠，排出受阻所致，不少病例的腮腺肿胀和进食并无明确关系，晨起感腮腺腺体部胀感，自己稍加按摩后即有"咸味"液体自导管溢出，局部随之舒畅。

影像学表现

　　主导管一般无异常改变或可轻度扩张不整；分支导管因尚未发育成熟，显示稀少；末梢导管扩张呈点状、球状，少数甚至可呈腔状（图 6-2），副腺也可受累；排空功能迟缓。随着年龄增长，临床发作次数减少，末梢导管扩张数目也逐渐减少，直至完全消失。造影表现完全恢复正常一般在临床痊愈之后若干年。下颌下腺未见明显影像学异常。

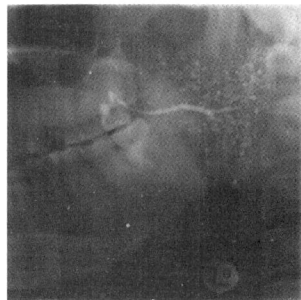

图 6-2　慢性复发性腮腺炎

四、唾液腺结核

　　唾液腺结核为结核杆菌感染所致，多有家族或个人结核病史。一般认为其传播途径为淋巴源、管源及血源，其中大部分是淋巴源性传播。腮腺结核的组织学表现包括炎症及干酪样坏死，病变初期腺泡间有孤立的结核结节，以上皮样细胞为主，周围有淋巴细胞；中期小叶中腺泡大多消失，为结核病变取代；后期小叶外形已不能辨认，有干酪样坏死，有些可液化形成脓肿。临床表现：唾液腺结核发生在腮腺者较多见，下颌下腺次之，舌下腺和小唾液腺很少见。临床上分为慢性包块型和急性炎症型，极少数病例可伴有面瘫表现。

影像学表现

　　1. 唾液腺造影表现　当病变局限在唾液腺淋巴结内时，唾液腺造影呈良性占位性表现，分支导管移位，腺泡充盈缺损等；当病变组织分解，形成空洞，淋巴结包膜破溃，波及腺实质时，可见团块状造影剂外溢等恶性肿瘤表现。

　　2. B 超表现　当病变局限在淋巴结内时，显示为边界清楚的低回声区，早期内部回声为不均匀的暗淡光点，血流较多；晚期由于发生干酪样坏死，呈边界不清楚的液性暗区，伴有强回声光团，液性暗区中无彩色血流显示。病变突破淋巴结包膜时呈边界不清、形态不规则的低回声区，外形呈结节状。

第二节　唾液腺肿瘤

一、概　　述

　　唾液腺肿瘤在临床发病率较高，为了防止肿瘤包膜破裂而造成种植性扩散，唾液腺肿瘤的检查一般禁忌做组织学活检。因此，影像学检查对于唾液腺疾病的诊断具有重要意义。唾液腺造影术是最早的影像学检查方法之一，在 CT、超声及 MRI 检查技术出现之前，唾液腺造影是能够较好地显示唾液腺导管及腺实质的唯一的影像学检查手段。随着影像学检查技术的不断发展，CT、超声及 MRI 等新型检查方法在唾液腺肿瘤诊断方面已逐渐取代了传统的唾液腺造影。

二、临 床 表 现

临床上良性肿瘤多表现为生长缓慢的无痛性肿块,与皮肤或周围组织无粘连。腮腺深叶肿瘤可有咽部异物感,由于位置关系,其活动度较为受限。而恶性肿瘤生长较快,有疼痛、麻木等症状,质地较硬,常与周围组织粘连,可有开口受限、皮肤破溃及面神经或舌神经瘫痪等表现。

三、影像学表现

1. B超表现 唾液腺肿瘤中腮腺肿瘤约占80%,其中主要发生在浅叶,适合进行B超检查,因此,在确定唾液腺占位性病变方面,B超检查应推荐为首选的检查方法。与唾液腺肿瘤性质密切相关的B超表现有肿瘤形态、边界回声及内部回声,其中肿瘤的边界回声清楚与否和肿瘤包膜的完整性及肿瘤对周围组织有无侵犯有关,是判断肿瘤性质的重要标志;肿瘤的内部回声可在一定程度上反映肿瘤的内部结构。典型的良性肿瘤表现多呈圆形或类圆形,边界清楚光滑,内部回声均匀。这与肿瘤细胞排列致密、均匀,间质少,少有出血及坏死等组织病理学特点有关。典型的恶性肿瘤表现呈形态不规则,边界不清楚,内部回声高度不均匀,可见多数簇状强回声或靶状回声,有时可见声影。有些肿瘤的超声声像图表现既有良性肿瘤表现,也有恶性肿瘤表现,多见于具有侵袭性的良性肿瘤和一些低度恶性肿瘤。Warthin瘤的肿瘤内部低回声区被线状强回声分隔成网格状,这与肿瘤多数小囊腔中有上皮乳头突入的组织病理学特点有关,具有一定特征性。

2. CT表现 CT可较好地显示肿瘤的位置、范围、与邻近组织结构的关系等,特别是对腮腺深叶肿瘤与咽旁间隙肿瘤的鉴别、腮腺肿瘤与颈鞘的关系等可提供重要的影像信息。

(1)良性肿瘤:典型的良性肿瘤(如鳃裂囊肿)多呈圆形或类圆形,界限清楚,边缘光滑,密度均匀一致,平扫CT值多为30~45Hu,静脉增强时,肿瘤密度增高,可达60Hu以上;皮下脂肪层及腮腺咬肌筋膜等组织平面存在,咬肌、翼内肌、胸锁乳突肌及二腹肌后腹等邻近结构清晰可见。脂肪瘤的密度与咽旁间隙相近,CT值可低达-100Hu,边界清晰,根据CT表现可明确诊断(图6-3)。

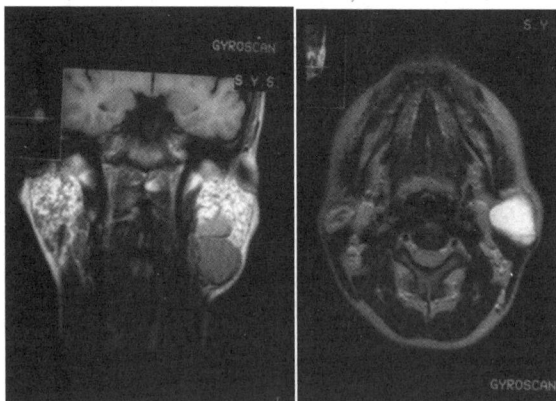

图 6-3 鳃裂囊肿

(2)恶性肿瘤:典型的恶性肿瘤形态不规则,界限不清楚,内部密度不均匀,皮下脂肪及腮腺咬肌筋膜平面消失,咬肌、翼内肌、胸锁乳突肌等周围肌肉受累时,则层次消失或模糊不清,有些还可以看到颞骨岩部或乳突的骨质破坏。

(3)低度恶性肿瘤或具有侵蚀性的良性肿瘤:低度恶性肿瘤或部分具有局部侵蚀性的良性肿瘤如多形性腺瘤等,表现为界限清楚,但边缘不规则,呈分叶状,内部密度均匀或不均匀。

(4)肿瘤的定位:腮腺深叶肿瘤和咽部肿瘤的鉴别是CT检查的一个优点,腮腺深叶肿瘤时,由咽旁间隙所形成的透明带位于肿瘤与咽缩肌之间,而在咽旁肿瘤时,咽旁间隙透明带位于肿瘤与腮腺深叶之间。这对于临床上选择手术入路具有非常重要的意义。

(5)肿瘤与颈鞘的关系:腮腺深叶肿瘤突向咽旁间隙时,距颈内动、静脉较近,术前常需要了解肿瘤与颈鞘的关系,为手术适应证的选择和手术方案的确定提供依据。采用多层动态增强扫描,显示腮腺深叶肿瘤与颈鞘有4种位置关系:①血管与肿瘤之间有腮腺组织或脂肪间隙相隔,提示颈鞘未受侵犯;②血管位置及形态正常,但与肿瘤紧邻;③血管被肿瘤推挤移位;④血管受压出现弧形压迹,伴有或不伴有血管移位。

3. MRI表现 MRI用于唾液腺肿瘤的诊断具有以下优点。

（1）无射线辐射损害。

（2）多参数成像，软组织对比度明显高于CT。

（3）基于高软组织对比度及血液的流空效应，MRI不用造影剂即可清晰显示大血管结构，特殊情况可使用造影剂进行增强扫描。

（4）适用于病变范围广、位置深在的肿瘤。

MRI多用于观察肿瘤的范围、肿瘤与腮腺和周围其他解剖结构的关系。MRI对唾液腺肿瘤定性诊断的特异性较低，组织病理学类型不同的肿瘤可表现相同的信号特征，而组织病理学相同的肿瘤磁共振表现可不同。因此，仅凭肿瘤的信号强度判断肿瘤性质是不准确的。理论上，细胞致密的肿瘤，细胞胞质少，在T_1WI和T_2WI表现为低信号；而大细胞肿瘤含水量相对较多，T_2WI信号增高。腮腺常见的良性肿瘤如多形性腺瘤（图6-4）和沃辛瘤（图6-5）MRI表现为T_1WI低信号、T_2WI高信号。腭部恶性肿瘤（图6-6）的MRI表现为T_1WI等/低信号、T_2WI高信号，增强扫描不均匀强化，边界模糊，呈浸润性生长。

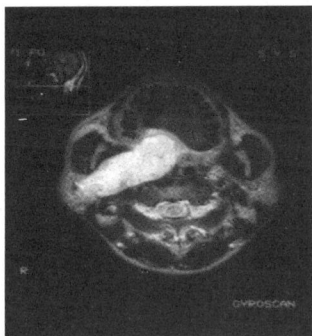

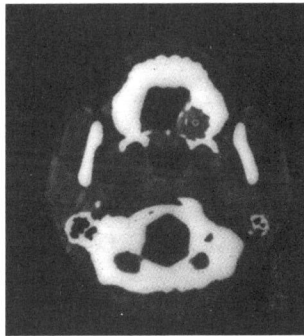

图6-4　多形性腺瘤　　　　图6-5　沃辛瘤　　　　图6-6　腭部恶性肿瘤

第三节　涎石病

一、病　因

涎石的形成有全身因素和局部因素。

1. 全身因素　如机体无机盐的新陈代谢和涎液的胶体状态对涎石的形成有密切关系，因钙磷代谢失调而形成涎石。

2. 局部因素

（1）涎液滞留：引起滞留的原因是导管炎症后管腔缩窄、肿瘤压迫，或异物阻塞等使涎液排出受阻，停滞于导管及腺泡内，逐渐浓缩，其中无机盐含量增加并沉积形成涎石。

（2）细菌、异物：导管或腺体内有细菌感染或异物存在，可形成钙盐沉积的核心，围绕此核心无机盐成层状沉积，逐渐增大形成结石。

二、临床表现

阻塞症状：在进食（尤其是酸性食物）时，相关腺体肿大和剧烈胀痛；在进食后，症状逐渐缓解；口底可扪及结石，大小不等，常伴慢性炎症，有导管口充血，时有溢脓。

三、影像学表现

检查可显示在导管或腺体内可见高密度阻射影，可获得涎石的形状和部位（图6-7）。

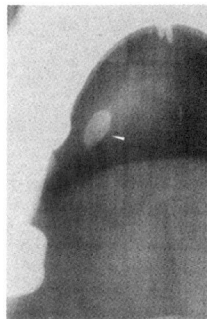

图6-7　颌下腺导管结石

第四节　唾液腺瘘

唾液腺瘘（salivary fistula），分为获得性和先天性两种，获得性唾液腺瘘多发生在腮腺，可因外伤、感染或不正确的手术切口而形成。腺体或导管损伤后，唾液由创口外流，影响创口愈合，形成瘘管。外唾液腺瘘唾液经瘘口流至面颊部；内唾液腺瘘的唾液流入口腔，对患者影响不大。还有外伤后唾液腺瘘造成鼻瘘的案例，可能与上颌骨折、腮腺唾液腺瘘进入上颌窦有关。

一、临　床　表　现

根据发生的部位，可分为腺瘘和管瘘，腺瘘为发生在腺体的唾液腺瘘，在腮腺区皮肤上可以见到很小的点状瘘孔，并有少量透明液体从瘘孔流出。管瘘是发生在主导管的唾液腺瘘，可有透明或混浊的唾液外流至面颊部。进食时分泌物排出量增多，瘘口周围皮肤可因唾液刺激出现轻度炎症或湿疹样皮损。

二、影像学表现

唾液腺瘘的明确诊断需进行唾液腺造影，可鉴别腺瘘及管瘘，并观察瘘口与自然导管口及腺门的关系，对于估计预后和决定治疗方法有重要意义。造影时应使用油性造影剂以便于操作，可经口内正常导管口注入造影剂，在导管口闭塞时也可经瘘孔注入造影剂。腺瘘在造影图像上显示导管系统完整，造影剂自腺体部外漏，有时瘘孔小，并不能显示，结合临床亦不难诊断为腺瘘；管瘘则表现为造影剂自主导管破损处外漏，瘘孔狭窄或继发感染时可见其远心段导管扩张。

第五节　舍格伦综合征

舍格伦综合征（Sjogren syndrome）是一种以外分泌腺损害为主的慢性、系统性自身免疫病，在自身免疫病中仅次于类风湿关节炎，发病率位于第二位。舍格伦综合征可分为原发性和继发性。仅有口干症及眼干症者为原发性舍格伦综合征，又称为干燥综合征；口干症和（或）眼干伴有结缔组织病者为继发性舍格伦综合征，常见的结缔组织病有类风湿关节炎、系统性红斑狼疮、硬皮病和多发性肌炎等。舍格伦综合征的镜下表现主要是淋巴细胞和组织细胞浸润，病变从小叶中心开始，腺泡破坏消失。为淋巴细胞取代，可形成淋巴滤泡。腺小叶轮廓仍保留，病变区无纤维组织修复反应。舍格伦综合征的诊断主要基于患者口、眼干燥的主观症状，口干和眼干的临床检查、血清学检查和组织病理学检查。影像学检查是舍格伦综合征诊断的重要依据。

一、临　床　表　现

舍格伦综合征多见于中老年女性，其患者男女之比约为 1∶10。患者临床表现主要有口干、眼干及唾液腺肿大。口干会影响进食、吞咽及语言功能。检查可见舌背丝状乳头萎缩，舌面光滑，可有舌裂。患者常伴有白色念珠菌感染及多发龋。眼干可造成患者畏光、眼摩擦感、砂砾感等症状。唾液腺可反复肿胀或呈弥漫性肿大，有时可扪及包块。

二、影像学表现

对于舍格伦综合征患者的唾液腺受累情况的判定，主要根据唾液流率检查、影像学检查和唇腺或大唾液腺活检，其中影像学检查方法主要有造影检查和放射性核素检查。

1. 唾液腺造影　是舍格伦综合征诊断的重要检查方法，其唾液腺造影表现分为以下 4 型。

（1）腺体形态正常，排空功能迟缓：功能正常的腮腺，在正常的腺泡充盈状态下，经酸刺激 5 分钟后，适量碘水造影剂应能够完全排空。舍格伦综合征患者可出现排空功能迟缓的表现。但对于患者唾液腺功能的准确评价，应采用核医学检查方法。

（2）唾液腺末梢导管扩张：是舍格伦综合征较典型的造影表现，其典型所见为主导管无改变，腺内分支导管变细、稀少或不显影（图6-8）。末梢导管扩张可分为4期。

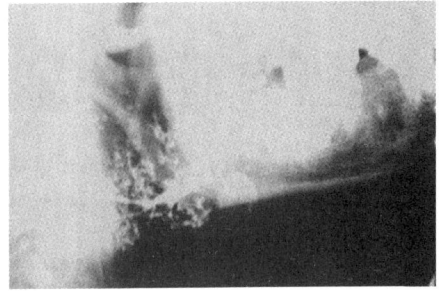

图6-8 舍格伦综合征

1）点状期：末梢导管呈弥漫、散在的点状扩张，直径小于1mm。

2）球状期：在较重的病例，末梢导管扩张呈球状，直径1～2mm。

3）腔状期：更严重的病例显示为末梢导管球状扩张影像融合，呈大小不等、分布不均的腔状，直径大于2mm。

4）破坏期：在病变晚期，周围的导管及腺泡被破坏，不能显示，造影剂进入腺体分隔和包膜下。除末梢导管扩张外，还可以看到由逆行感染引起的主导管扩张，呈腊肠状；或主导管边缘不整齐，局部增宽，呈羽毛状、花边状、葱皮状，这是由于导管上皮完整性丧失，管周结缔组织变性、断裂，造影剂外渗所造成的，具有特征性。有些患者可伴有腺泡充盈缺损现象，边缘不整齐，周围分支导管无移位现象，其形成原因可能为腺内导管上皮或肌上皮增生，导致小导管阻塞，造影剂不能注入，腺泡无法充盈。

（3）向心性萎缩：在唾液腺造影片上显示为仅有主导管和某些叶间导管显影，周缘腺体组织不显示，说明腺体萎缩变小，称为向心性萎缩。这种情况多为晚期病变，腺体组织大部分被破坏，代以淋巴组织；有些腺内导管完全被阻塞，造影剂无法注入。

（4）肿瘤样改变：舍格伦综合征在唾液腺造影片上可表现为肿瘤样改变，这是由于局部腺小叶受侵，融合，形成包块；其中腺体已大部分被破坏，代之以淋巴组织，形成无包膜包绕的包块。在造影片上表现为腺泡充盈缺损，周围的分支导管可有移位。

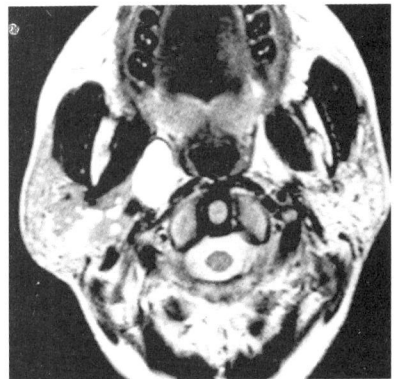

图6-9 舍格伦综合征

2. 放射性核素检查 舍格伦综合征患者早期可表现为唾液腺分泌功能下降，摄取功能正常，晚期则摄取及分泌功能均下降。

3. CT 及 MRI 表现 舍格伦综合征患者在 CT 和 MRI 片上表现为腺体增大。T_1WI 可见腺体中不均匀的低信号点状、球状或腔状区域，T_2WI 则为高信号表现，晚期则为多发囊状表现，又称为蜂窝状表现。磁共振水成像具有不需要注入造影剂即可显示导管系统的优点，可用于舍格伦综合征检查（图6-9）。

三、鉴 别 诊 断

舍格伦综合征应与以下疾病鉴别。

1. 唾液腺肿瘤 有些舍格伦综合征患者临床上表现为局部肿块，唾液腺造影呈肿瘤样表现，不易与唾液腺肿瘤区别。但舍格伦综合征唾液腺造影有末梢导管扩张表现，可进行鉴别。

2. 成人复发性腮腺炎 唾液腺造影表现为末梢导管扩张，排空功能延缓，继发感染后可有主导管扩张呈腊肠样改变，这些都与舍格伦综合征相似。但成人复发性腮腺炎有自幼发病史，挤压腺体可有较多的唾液分泌；而舍格伦综合征一般无唾液分泌，或唾液分泌很少。成人复发性腮腺炎的主导管可扩张，但没有边缘毛糙如羽毛状、花边状甚至葱皮状表现。追踪观察成人复发性腮腺炎的末梢导管扩张数目逐渐减少，直至痊愈，这些都与舍格伦综合征不同。

3. 唾液腺良性肥大 可表现为腮腺肿大，也可出现口干症状，腮腺造影可有末梢导管扩张表现。但唾液腺良性肥大口干表现及造影剂排空迟缓一般不及舍格伦综合征严重，结合临床情况及血清学检查可协助鉴别。

第六节 唾液腺良性肥大

唾液腺良性肥大以唾液腺非肿瘤性、非炎症性、慢性、无痛性肿大为特点，常见于腮腺，下颌下腺也可以发生。多数患者与全身系统性疾病有关，如高血压、糖尿病、内分泌失调等；有些与营养不良、肝硬化、慢性乙醇中毒及服用某些药物有关。其基本病理变化是腺泡明显增大至正常的 2 ～ 3 倍；腺泡细胞融合，界限不清，腺泡腔消失，细胞核被挤压至基底部；细胞质呈蜂窝状或颗粒状，腺泡细胞顶端的分泌颗粒消失；间质结缔组织水肿或玻璃样变，有的腺泡消失为脂肪组织所代替。

一、临 床 表 现

临床表现为唾液腺弥散性肿大，多为双腮腺肿大，可伴有双下颌下腺肿大，或单纯下颌下腺肿大，质地柔软，继发感染时局部可肿胀或变硬，似肿物，有时也可以出现口干症状。

二、影像学表现

唾液腺造影表现形态多正常，体积明显增大，这与腺泡本身增大有关。部分患者可伴有主导管扩张及末梢导管扩张等继发感染表现。排空功能迟缓，与腺泡的退行性改变有关，但程度一般不及舍格伦综合征患者重。结合临床情况及血清学检查可协助鉴别。超声图像上，唾液腺良性肥大表现为腺体增大，内部回声可增强。

❓ 思 考 题

1. 简述慢性复发性腮腺炎的影像学表现。
2. 简述慢性阻塞性腮腺炎的影像学表现。
3. 简述下颌下腺结石的临床表现及影像学表现。

本章数字资源

第七章 口腔颌面部肿瘤

第一节 颌骨囊肿

📋 **案例导入**

患者，男，45岁，右侧面部无痛性肿胀3个月。患者自述肿胀逐渐增大，但无明显疼痛、发热及开口受限等不适，既往身体健康，无特殊病史。口腔颌面外科专科检查可见，右侧下颌角区膨隆，皮肤色泽正常，触诊质地中等，无明显压痛，按压时有乒乓球样感，表面黏膜完整，无破溃及瘘管形成。口内检查发现，右侧下颌磨牙区颊侧牙槽黏膜略隆起，相应牙齿无明显松动、龋坏，牙髓活力测试正常。全景X线片显示右侧下颌骨体部可见单房低密度影像，边界清晰，有明显的骨白线围绕，病变范围约3cm×2.5cm，累及部分牙根，但牙根无明显吸收。CT平扫提示右侧下颌骨囊性病变，囊壁较薄且均匀，内容物密度均匀，与周围组织界限清晰，周围软组织未见明显异常密度影，增强扫描后囊壁呈轻度强化，囊内容物无强化。

问题：此患者的诊断是什么？

囊肿是一种含流体或半流体的病理囊腔，它不是真性肿瘤，也不属于脓肿性病理囊腔。颌骨囊肿多为牙源性，先天性面裂囊肿及血外渗液囊肿均少见。

一、根尖周囊肿和残余囊肿

（一）病因病理

根尖周囊肿主要是由根尖部的慢性炎症刺激引起。残余囊肿是在拔牙后，根尖部的炎症性病变未完全去除而残留形成的。残余囊肿是根尖周囊肿的一种特殊类型。

（二）临床表现

1. 牙髓活力丧失，牙冠可能变色、叩痛。
2. 囊肿较大时，可能导致颌骨膨隆，进而引起面部畸形。
3. 合并感染，会出现疼痛、肿胀，甚至形成瘘管，有脓性分泌物排出。
4. 残余囊肿，口腔检查可见拔牙窝愈合不良，局部牙槽嵴可能有轻度膨隆。

（三）影像学表现

根尖周囊肿在X线片上主要表现为根尖部边界清晰的圆形或椭圆形的透射区，周围有一圈致密的骨白线环绕。当囊肿压迫邻牙牙根时，可使邻牙牙根发生移位、吸收。残余囊肿表现为拔牙窝区域的圆形或椭圆形低密度透射区，边界清晰。周围骨质可有不同程度的反应性增生，表现为密度稍高的硬化边缘。如果囊肿较大，可能会压迫周围的牙槽骨，导致牙槽骨壁变薄、膨隆（图7-1）。

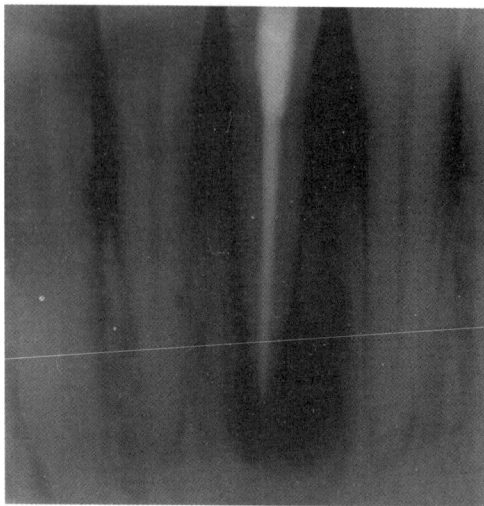

图7-1　根尖周囊肿

二、含牙囊肿

（一）病因病理

含牙囊肿又名滤泡囊肿，在牙齿发育过程中，缩余釉上皮与牙冠面之间液体潴留而形成。囊壁内衬薄层复层鳞状上皮，通常由2～5层扁平细胞或矮立方细胞构成，无角化，无上皮钉突。纤维囊壁内可见慢性炎细胞浸润。囊腔内含有牙冠，囊壁附着于牙颈部，这是含牙囊肿的典型病理特征。

（二）临床表现

1. 常见于下颌第三磨牙和上颌尖牙区（图7-2）。

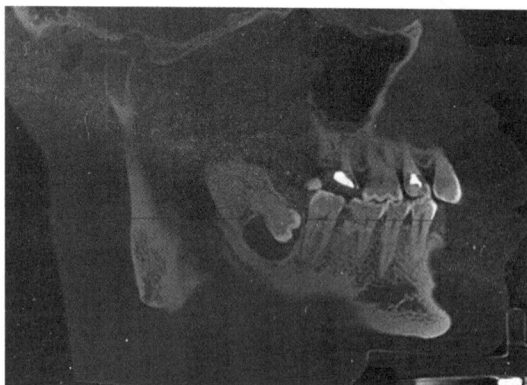

图7-2　含牙囊肿

2. 多见于20～40岁患者，男性多于女性。

3. 生长缓慢，早期可无明显症状。随着囊肿的增大，可能出现颌骨膨隆，面部不对称。

4. 疼痛合并感染时，会出现明显的肿胀、疼痛加剧，甚至发热等全身症状。

5. 患者存在缺牙情况，同时缺牙区域的颌骨呈现膨胀状态，触诊时可感知到波动感。

（三）影像学表现

1. 边界清晰的圆形或椭圆形透光区，囊腔内可见一个未萌出的牙冠影像。

2. 牙冠周围被透光区环绕，牙根一般在囊腔外，但有时也可能有小部分牙根在囊腔内。

3. 囊肿边缘通常有一层连续的、细的骨白线，囊肿周围的骨质可有不同程度的吸收，使囊肿与周围骨质的界限更加明显。

三、牙源性角化囊肿

牙源性角化囊肿，又称角化囊性瘤，是一种起源于牙源性上皮的囊性肿瘤。该病可发生于颌骨的任何部位，但以下颌第三磨牙区和下颌升支部最为常见（图 7-3）。多发性角化囊肿，同时伴有皮肤基底细胞痣（或基底细胞癌）、分叉肋、脊椎骨融合、小脑镰钙化等症状时，称为多发性基底细胞痣综合征（multiple basal cell nevus syndrome）或痣样基底细胞癌综合征（nevoid basal cell carcinoma syndrome），常有阳性家族史，具有常染色体显性遗传特点。角化囊肿可转变为或同时伴有成釉细胞瘤存在，且其还具有复发性和癌变能力。

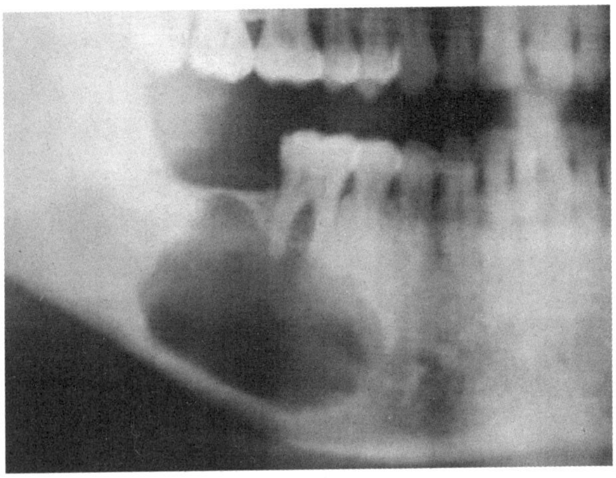

图 7-3 角化囊肿

（一）病因病理

牙源性角化囊肿的确切病因尚不完全清楚，多数学者认为其起源于牙源性上皮剩余或牙板剩余。在囊肿形成过程中，上皮组织不断增殖并角化，最终形成含有角化物质的囊性结构。此外，遗传因素、局部刺激因素（牙齿拔除、损伤等导致的上皮残留）及内分泌因素等也可能与牙源性角化囊肿的发生有关。囊肿内部充满角化物质，这些物质可随囊肿增大而增多，进一步压迫周围组织。

（二）临床表现

1. 颌骨膨胀 患者可出现颌骨部位的膨胀感，面部不对称，尤其在囊肿较大时更为明显，约有 1/3 的病例向舌侧膨胀。

2. 牙齿松动或移位 囊肿增大可压迫邻近牙齿，导致牙齿松动、移位或倾斜，可伴有先天性缺牙或多余牙。

3. 角化物 如因拔牙损伤使囊肿破裂时，可以见到囊内有白色或黄色角化物流出。

4. 疼痛 部分患者可出现颌骨疼痛或不适，尤其在感染或囊肿增大压迫神经时更为剧烈。

5. 口腔功能障碍 囊肿增大可能影响口腔的正常功能，如张口受限、咀嚼困难、语言不清等。牙源性角化囊肿一般为单发性，也可为多发性。

（三）影像学表现

1. 单房或多房囊性结构　在 X 线片或 CT 上，牙源性角化囊肿可表现为单房或多房（23%）的囊性结构，边界清晰，形态规则或不规则。

2. 囊壁薄且均匀　囊肿的囊壁通常较薄且均匀，有时可见囊壁钙化或骨白线（囊壁与周围骨质之间的分界线）。

3. 角化物质　在 CT 或 MRI 等高级影像学检查中，可观察到囊内含有高密度角化物质，表现为囊内不均匀的高信号区。

4. 牙齿移位或缺失　邻近牙齿可出现移位、倾斜或缺失，与囊肿压迫和破坏骨质有关。

5. 周围骨质吸收　囊肿周围的骨质可出现不同程度的吸收，表现为骨皮质变薄、骨质缺损或骨质破坏。此外，还可能观察到囊肿向周围软组织蔓延的情况。

6. 牙根吸收　随着囊肿的逐渐增大，其扩张各方向组织抗力不一致，呈分叶状的外形，边缘有时不整齐，囊肿内牙根可出现吸收。

四、面 裂 囊 肿

1. 球状上颌囊肿　发生于上颌侧切牙与尖牙之间，由球状突和上颌突之间缝隙残余上皮发展而来，X 线片显示牙根被挤移位，阴影呈倒梨形（图 7-4）。

2. 鼻腭囊肿　位于切牙管附近，由鼻腭管残余上皮发育而来，X 线见鼻腭管扩大的阴影（图 7-5）。

3. 正中囊肿　位于切牙孔之后，腭中缝的任何部位（图 7-6）。

4. 鼻唇囊肿　位于上唇底、鼻前庭内，由球状突和侧鼻突之间残余上皮发展而来，X 线片显示骨质无破坏。

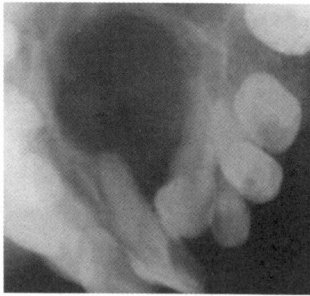

图 7-4　球状上颌囊肿　　　图 7-5　鼻腭囊肿　　　图 7-6　正中囊肿

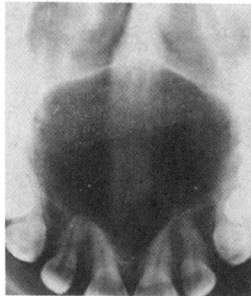

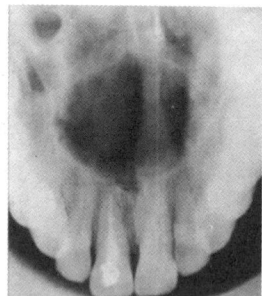

第二节　颌骨良性肿瘤或瘤样病变

一、成釉细胞瘤

成釉细胞瘤是指起源于牙源性上皮的良性肿瘤，但具有局部侵袭性生长的特点，因此有时被归类为交界性或潜在恶性肿瘤。该病好发于下颌骨，尤其是下颌磨牙区及升支部，可分为实质性和囊性两种类型。

（一）病因病理

成釉细胞瘤的病因至今尚未被完全阐明。一般而言，学界倾向认为它可能源于牙源性上皮剩余，另外，牙板（Serres）上皮剩余及牙根发育后（Malassez）上皮剩余等都可能是其起源。

（二）临床表现

1. 成釉细胞瘤是最常见的牙源性肿瘤。大部分成釉细胞瘤为骨内生长型，周围型者罕见。

2. 好发于青壮年，发病年龄多在 20 ～ 40 岁，男性略多于女性。

3. 下颌骨多于上颌骨，下颌磨牙区和下颌升支部为最常见的发病部位。

4. 肿瘤生长缓慢，初期表现为颌骨膨隆，扪之有乒乓球感。

5. 当肿瘤累及牙槽突时，可导致牙齿松动、移位、咬合不正。

6. 一般无明显疼痛，当肿瘤合并感染或生长迅速时，可出现局部疼痛。

（三）影像学表现

1. 单房或多房囊性结构　在 X 线或 CT 上，成釉细胞瘤可表现为单房（图 7-7）或多房（图 7-8）囊性结构，边界可清晰也可模糊，形态多样。

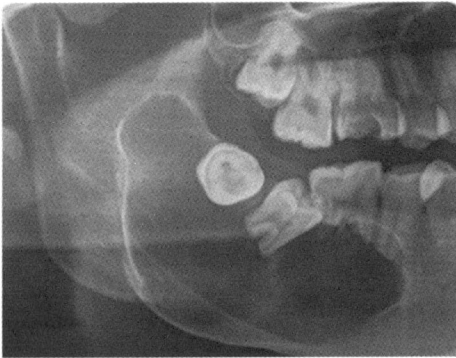

图 7-7　单房颌骨成釉细胞瘤

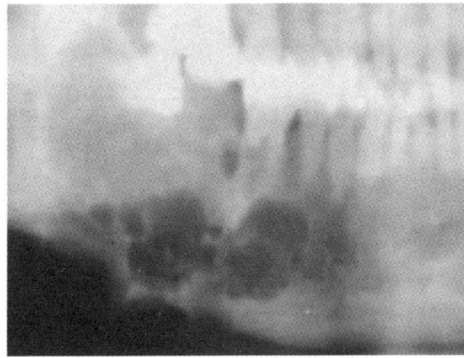

图 7-8　多房颌骨成釉细胞瘤

2. CT 或 MRI　可辨别其为实性、囊性或囊实性。

3. 囊壁不光滑　与牙源性角化囊肿相比，成釉细胞瘤的囊壁通常不光滑，可见到瘤体向周围骨质浸润生长。

4. 骨质　呈浸润性生长的表现。

5. 单囊性成釉细胞瘤　瘤内可含牙。

6. 牙根　呈锯齿状吸收。

7. 颌骨　以唇颊侧膨胀为主。

8. 密度不均　在 CT 或 MRI 等高级影像学检查中，可观察到肿瘤内部密度不均，有时可见到钙化或牙样结构。

二、牙　瘤

由高分化成牙组织组成，可分为混合性牙瘤和组合性牙瘤。混合性牙瘤以下颌第二磨牙居多，组合性牙瘤多见于下前牙，前者 X 线片显示颌骨骨质膨胀，有相当于牙硬组织密度增高的团块状影像，分辨不出牙的形状，团块边界清晰，有较规则的透光带，为牙瘤的包膜。后者 X 线片显示为多数大小不等、形态不定、类似发育不全的小牙堆积在一起的影像（图 7-9）。

三、牙 骨 质 瘤

X 线片显示与牙根相连续、界限清楚，呈密度增高不均匀的团

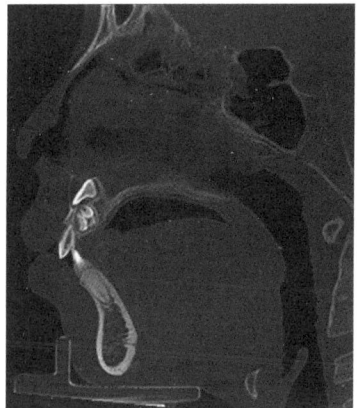

图 7-9　牙瘤

块状影像，周围可见一窄条密度减低的带状影像，为其包绕的结缔组织。以下颌前牙和磨牙区为好发部位，一般无症状（图7-10）。

图 7-10 牙骨质瘤

四、骨化纤维瘤

（一）病因病理

骨化纤维瘤又被称为牙骨质骨化纤维瘤、牙骨质化纤维瘤。其病因尚不明确，目前有多种假说，其中一种观点认为可能与遗传有关。此肿瘤是一种边界清楚、由富于细胞的纤维组织和表现多样的矿化组织构成的病变。骨化性纤维瘤常见于青年人，女性多于男性，多为单发性，可发生于上、下颌骨，但以下颌骨较为多见。

（二）临床表现

1. 由于肿瘤生长缓慢，早期通常无自觉症状，因此不易被发现。
2. 颌骨膨胀肿大，导致面部畸形。
3. 牙齿移位，影响口腔功能和美观。
4. 若发生于上颌骨，可能波及颧骨、上颌窦及腭部，进一步引发眼眶畸形、眼球突出或移位，甚至产生复视。
5. 下颌骨骨化纤维瘤除面部畸形外，还可能导致咬合紊乱。
6. 有时可继发感染，伴发骨髓炎。

（三）影像学表现

1. 密度表现　以高低密度混合为主，这种混合密度反映了肿瘤内部的骨化和纤维组织成分。

2. 边界清晰　与周围组织界限清晰，有助于与周围组织进行区分。

3. 邻牙和下颌神经管移位　由于肿瘤的占位效应，可使邻牙和下颌神经管发生移位。

4. 骨硬板消失　在影像学上，骨化纤维瘤区域的骨硬板可能消失，这反映了肿瘤对骨质的破坏和改建作用（图7-11）。

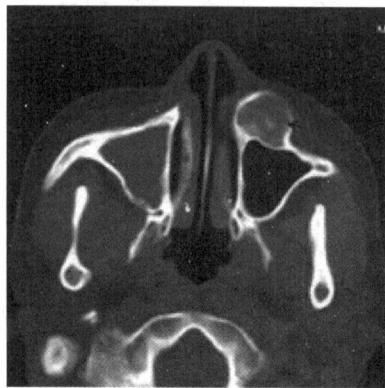

图 7-11 骨化纤维瘤

五、骨巨细胞瘤

骨巨细胞瘤是一类较常见的骨肿瘤，占全部骨肿瘤的 5% ～ 8%，根据肿瘤组织中细胞成分比例、有无病理性核分裂、有无肉瘤成分等因素，将骨巨细胞瘤分为三级，其中Ⅰ级和Ⅱ级为良性，Ⅲ级为恶性。但在长期的临床实践过程中，发现这种单纯的组织学分级常常无法对预后做出准确的判断，临床以下颌颏部及前磨牙区发病居多，X线片呈囊状或肥皂泡状及蜂窝状阴影（图7-12）。

六、骨　瘤

骨瘤为骨膜化骨的良性肿瘤，分为松质型、密质型。可发生于上下颌骨任何部位，病变生长缓慢，突出于骨表面，质地坚硬。影像学表现以圆形或半圆形骨性突起为特征。

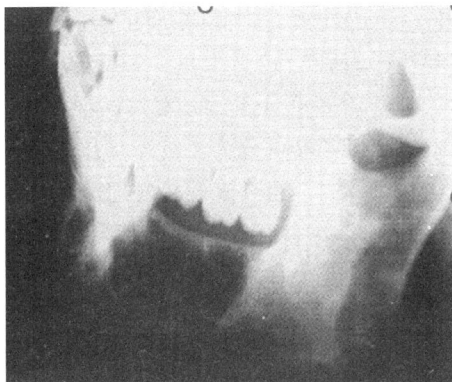

图7-12　骨巨细胞瘤

七、牙源性钙化上皮瘤

（一）病因病理

牙源性钙化上皮瘤是一种良性上皮性牙源性肿瘤，其特点在于能够分泌一种易于钙化的淀粉样蛋白。该肿瘤由Pindborg首次报道，因此也被称为Pindborg瘤。此肿瘤较为罕见，发病年龄范围在20～60岁，平均年龄约为40岁，且无明显性别差异。在病理上，牙源性钙化上皮瘤呈现为实性结构，内部含有不同程度的钙化，且包膜不完整或完全无包膜。此外，该肿瘤具有局部侵袭性，若手术不彻底，易导致复发。

（二）临床表现

1. 无痛性肿物　牙源性钙化上皮瘤在临床上多表现为无痛性肿物，患者可能因肿物增大而就诊。

2. 患区缺牙　约半数患者存在患区缺牙的表现，这可能与肿瘤的生长和侵袭有关。

3. 局部侵袭性　由于肿瘤具有局部侵袭性，可能压迫或侵犯周围组织，导致相应的症状，如疼痛、麻木等（虽然初始多为无痛性，但随着病情发展可能出现这些症状）。

（三）影像学表现

1. 好发部位　下颌骨牙源性钙化上皮瘤较上颌者多见，且好发于颌骨后部的前磨牙和磨牙区。

2. 形态与边界　多数牙源性钙化上皮瘤在影像学上呈类圆形改变，边界清晰者较不清晰者多见。

3. 密度与钙化　在X线片和锥形束CT上，牙源性钙化上皮瘤虽有单囊和多囊之分，但单囊型远多于多囊型。该肿瘤多呈混合低密度表现，内部可见钙化灶，且常含未萌出的牙齿。钙化灶常位于未萌出牙齿附近，这一特征有助于与其他肿瘤相鉴别（图7-13）。

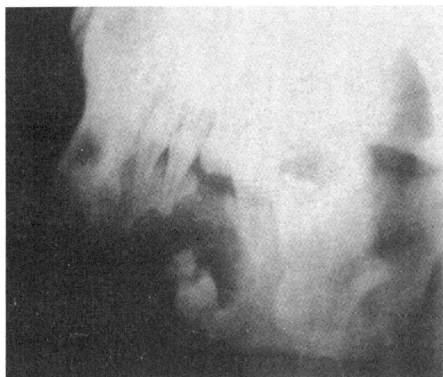

图7-13　牙源性钙化上皮瘤

4. CT表现　牙源性钙化上皮瘤多呈混合密度表现，即软组织和钙化混合存在。除少数肿瘤可能穿破骨密质侵犯至骨外，多数肿瘤局限于骨内生长。这一特征有助于评估肿瘤的侵袭范围和制订手术计划。

八、牙源性腺样瘤

（一）病因病理

牙源性腺样瘤（adenomatoid odontogenic tumour）是一种良性上皮性肿瘤，其主要特点是由牙源性上皮组织构成管样间隙（图7-14）。该肿瘤曾被误认为成釉细胞瘤。该肿瘤较为少见，近90%的患者发病年龄小于30岁，女性患者多于男性，男女发病比例约为1:2。根据病理特征，牙源性腺样瘤可分为滤泡型、滤泡外型和外周型。滤泡型主要发生于骨内，且与未萌牙（尤其是尖牙）关系密切，约占病例的3/4；滤泡外型则发生于骨内但不含牙，约占病例的1/4；外周型罕见。

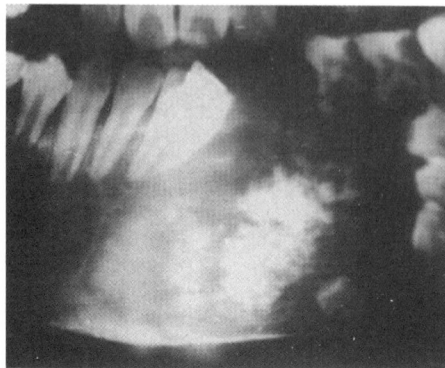

图7-14　牙源性腺样瘤

（二）临床表现

1. 无痛性颌骨膨胀　牙源性腺样瘤在临床上多表现为无痛性颌骨膨胀，患者可能因颌骨形态改变而就诊。

2. 乳牙滞留　患区可有乳牙滞留的现象，即乳牙未按正常时间脱落，这可能与肿瘤的生长有关。

3. 囊性区可含牙　部分病例可能伴有未萌尖牙的存在，这也是牙源性腺样瘤的一个特征性表现。

（三）影像学表现

1. 好发部位　牙源性腺样瘤好发于颌骨前部，其中上颌骨多见，与下颌骨之比约为2:1。

2. 形态与边界　肿瘤多呈类圆形，边界清晰，多有骨密质线围绕。这一特征有助于与其他颌骨肿瘤相鉴别。

3. 密度与钙化　在X线片和锥形束CT上，牙源性腺样瘤以单囊低密度或混合低密度表现为主。瘤内可见钙化灶，亦可含牙（多为尖牙）。这一特征性表现有助于确诊。

4. CT与MRI表现　在CT上，肿瘤多为囊实性表现，瘤内可含牙，并有点状或斑片状钙化。MRI方面，肿瘤在T_1WI上呈低或等信号，在T_2WI上呈不均匀高信号。在增强CT和增强MRI上，病变实性部分可有强化。这些影像学表现有助于进一步评估肿瘤的性质和范围。

5. 牙齿与颌骨改变　直径较大的牙源性腺样瘤可致邻牙移位。瘤内牙根吸收罕见。受累颌骨可呈膨胀性改变，但无骨外侵犯。这些表现有助于判断肿瘤的侵袭性和制订治疗方案。

九、成釉细胞纤维瘤

成釉细胞纤维瘤（ameloblastic fibroma）是一种罕见的、不含牙体硬组织，且由牙源性上皮和类似于牙乳头的牙源性间充质所组成的良性肿瘤。该肿瘤的平均发病年龄为15岁，无明显性别差异。

（一）病理和临床表现

成釉细胞纤维瘤为实性结构，有光滑包膜。肿瘤的间充质成分由类牙乳头和丰富的黏液样细胞构成。肿瘤的上皮成分与成釉细胞瘤相似。本病多表现为无痛性面部肿胀，偶有咬合疼痛和牙齿移位。该肿瘤可有复发，亦可发展为成釉细胞纤维肉瘤。

（二）影像学表现

成釉细胞纤维瘤好发于下颌骨后部。肿瘤多呈类圆形，边界清晰，少数呈不规则形，边界模糊。在X线片和锥形束CT上，肿瘤多表现为单囊或多囊低密度X线透射区。在CT上，肿瘤为实性软组织密度表现，内可含牙（多为恒磨牙）。成釉细胞纤维瘤可致颌骨膨胀，但少有骨外侵犯。邻牙可有轻度移位。牙根吸收少见。

十、牙本质生成性影细胞瘤

牙本质生成性影细胞瘤（dentinogenic ghost cell tumor）是一种良性但具有局部侵袭性的牙源性肿

瘤。该肿瘤极为罕见，好发于 60～70 岁的人群，且男性发病率高于女性，比例约为 2∶1。

（一）病因病理

牙本质生成性影细胞瘤为实性或囊实性肿物。其病理特点主要表现为肿瘤组织由成熟结缔组织间质构成，其中含有成釉细胞瘤样上皮岛、由异常角化所形成的影细胞，以及发育不良的牙本质。本病与牙源性钙化囊肿有相似之处，同样属于影细胞病变，并一度被分类为牙源性钙化囊肿的肿瘤型或实体型。

（二）临床表现

1. 疼痛　约半数患者会出现患区的疼痛症状，疼痛程度可因个体差异而不同。
2. 颌骨肿胀　随着病情的进展，患者可出现颌骨的渐进性肿胀，影响面部形态。
3. 缺牙　由于肿瘤的侵袭性，可能导致牙齿松动、脱落，进而影响患者的咀嚼功能。

（三）影像学表现

1. 位置与形态　牙本质生成性影细胞瘤多见于颌骨的尖牙至第一磨牙区域，病变多呈类圆形，边界清晰。
2. 密度表现　在 X 线片和锥形束 CT 上，约 3/4 的肿瘤呈现单囊混合密度表现，即肿瘤内部既有囊性低密度区域，也有实性高密度区域。CT 检查则更清晰地显示肿瘤以囊实性改变为主，实性部分为软组织密度，其间可有点状或片状的高密度钙化影。
3. 骨质破坏　病变可导致牙根吸收和颌骨骨密质的吸收，部分复发性肿瘤甚至可能侵犯周围软组织，进一步破坏颌骨结构，甚至侵犯颅底或颅内，增加治疗难度和风险。

十一、牙源性纤维瘤

牙源性纤维瘤（odontogenic fibroma）是一种罕见的良性肿瘤，其特点在于成熟的纤维间质内含有数量不等的非活动性牙源性上皮。该肿瘤分为骨内型和外周型两种，可发生于任何年龄阶段，且无明显性别差异。

（一）病因病理

牙源性纤维瘤的病变为实性，具有清晰的边界和完整的包膜。镜下观察，该肿瘤主要由成熟的纤维结缔组织组成，其间含有不活跃的牙源性上皮剩余，这些上皮以条索状或不规则的上皮岛形式存在。此外，病变区域内可能伴有灶性钙化现象。

（二）症状表现

1. 无症状表现　当肿瘤体积较小时，患者往往无明显自觉症状，这使得牙源性纤维瘤在早期难以被察觉。
2. 渐进性无痛性肿胀　随着肿瘤体积的逐渐增大，患者可出现颌骨部位的渐进性无痛性肿胀。
3. 牙松动和牙移位　受肿瘤生长的影响，患区的牙齿可能出现松动或移位现象，影响患者的口腔功能和美观。

（三）影像学表现

1. 发生部位与形态　牙源性纤维瘤主要发生于颌骨前部至第一磨牙区，且上、下颌骨的发生率大致相等。在影像学上，该肿瘤多呈单囊类圆形，边界清晰。对于部分直径较大的肿瘤，其形态可能呈现为多囊状。
2. 密度表现　在 X 线片和锥形束 CT 上，牙源性纤维瘤主要以低密度 X 线透射表现为主，偶尔可见点状高密度钙化影。部分肿瘤内可能包含牙齿，这使得其在影像学上的表现更为复杂。

3. CT 表现与骨质改变　在 CT 上，该肿瘤多为软组织密度表现。在增强扫描后，病变区域可能出现强化现象。此外，位于肿瘤内的牙根可能因受压而吸收，部分病例甚至可能出现牙缺失或牙移位现象。颌骨在肿瘤的影响下可能呈现膨胀性改变，部分骨密质甚至可能被破坏吸收。

十二、牙源性黏液瘤

牙源性黏液瘤（odontogenic myxoma）是一种良性牙源性肿瘤，其主要特征为星形或梭形细胞分布于丰富的黏液样细胞外基质中。当肿瘤中富含胶原组织时，可被称为牙源性黏液纤维瘤（odontogenic myxofibroma）。在牙源性肿瘤中，牙源性黏液瘤并不罕见，且多发于 20 ～ 40 岁的人群，女性患者多于男性，比例约为 2 : 1。该肿瘤具有较强的局部浸润性。

（一）病因病理

在肉眼观察下，牙源性黏液瘤呈现为胶冻状，具有透明黏液样外观，且包膜不完整或无包膜。肿瘤主要由细胞疏松的黏液性结缔组织构成，其特点在于肿瘤细胞以不规则排列的星形、梭形和圆形细胞为主，这些细胞伴有较长的胞质突起。此外，部分肿瘤内还可见到牙源性上皮成分。

（二）症状表现

1. 无症状（早期）　在病变早期，患者往往无明显自觉症状。

2. 颌骨肿胀与面部畸形（肿瘤增大后）　随着肿瘤的增大，患者可出现颌骨无痛性肿胀，进而导致面部畸形。

3. 牙松动、脱落或移位　受肿瘤生长的影响，病区牙齿可能出现松动、脱落或移位现象。

4. 鼻腔阻塞（上颌骨肿瘤）　对于上颌骨部位的肿瘤，患者还可能出现鼻腔阻塞的症状。

（三）影像学表现

1. 发生部位与形态　牙源性黏液瘤多发生于下颌骨，约占病例的 2/3，且磨牙区为好发部位。肿瘤在影像学上多呈类圆形改变，边界清晰，但少有骨密质线围绕。肿瘤可分为单囊和多囊两种类型，但多囊型更为常见。

2. 密度表现　在 X 线片和锥形束 CT 上，牙源性黏液瘤病变呈低密度 X 线透射表现。多囊者的囊隔常为细直线状，并可排列成"网拍状"或"火焰状"，部分病例还可呈现为"皂泡状"或"蜂房状"。

3. CT 与 MRI 表现　CT 检查显示，病变常为软组织和水液密度混合表现。在 MRI 上，牙源性黏液瘤在 T_1WI 上呈低或等信号，而在 T_2WI 上则呈不均匀高信号。在增强 CT 和增强 MRI 上，病变可呈现渐进性强化。此外，局限于骨内的牙源性黏液瘤具有沿颌骨长轴生长的特点。部分肿瘤甚至可穿破颌骨骨密质，侵犯周围软组织。瘤内可见牙根吸收现象，少数病例还可包含牙齿。邻牙受肿瘤推移，可出现移位。

十三、成牙骨质细胞瘤

成牙骨质细胞瘤（cementoblastoma）是一种与牙根关系密切，主要由牙骨质样组织构成的良性牙源性间充质肿瘤。本病又名良性成牙骨质细胞瘤（benign cementoblastoma）和真性牙骨质瘤（true cementoma）。该肿瘤少见，平均发病年龄为 20 岁，男性患者较女性多见。

（一）病理和临床表现

肉眼观察，成牙骨质细胞瘤为一实性团块。病变附着于单个或多个牙的牙根，可见包膜。镜下见，该肿瘤由致密的无细胞牙骨质样物质和纤维间质构成。肿瘤与受累牙的牙根相互融合。临床上，成牙骨质细胞瘤多无症状。受累牙偶有疼痛，但牙髓活力正常。

（二）影像学表现

该肿瘤多发生于下颌骨，与前磨牙和第一磨牙的关系尤为密切。X线片、锥形束CT和CT上，成牙骨质细胞瘤多呈类圆形混合高密度表现，边界清晰，有低密度包膜围绕。该肿瘤多与受累牙的牙根融合，牙根可吸收。肿瘤较大者可下压下颌神经管。

十四、纤维结构不良

纤维结构不良（fibrous dysplasia）是一种骨异常，其特点在于正常骨组织被排列紊乱和矿化不当的幼稚骨和纤维组织所取代和扭曲。根据病变范围，本病可分为单骨和多骨两种类型。当病变累及相邻的多个颅颌面骨时，被称为单骨纤维结构不良，亦称颅面纤维结构不良。值得注意的是，多骨纤维结构不良可能是纤维性骨营养不良综合征（McCune-Albright syndrome，MAS）的一种表现，该综合征还包括内分泌异常（如性早熟）和皮肤咖啡牛奶斑等症状。纤维结构不良在颅颌面骨中较为常见，其中单骨型比多骨型更为普遍（为6～10倍），且无明显性别差异，但多骨型在女性中更为多见。该病主要发生在青少年和青年人身上，病程较长，多数病变在发育结束后会停止生长。

（一）病因病理

从病理角度来看，纤维结构不良的病变剖面为实性，质地韧或硬。镜下观察发现，该病变由纤维和骨组织组成。纤维组织主要由成纤维细胞构成，而骨组织则由不规则形的骨小梁构成。

（二）临床表现

1. 面部无痛性肿胀和不对称畸形 纤维结构不良的主要临床表现是面部出现无痛性肿胀，导致面部不对称畸形。

2. 牙移位、牙松动和咬合紊乱 当上下颌骨同时受累时，患者可能出现牙齿移位、松动和咬合紊乱等症状。

3. 鼻塞、突眼和听力丧失 病变累及鼻窦可能导致鼻塞和突眼；累及颞骨则可能导致听力丧失。

4. 纤维结构不良 易继发感染，其临床表现与骨髓炎相似，包括发热、局部肿痛和张口受限等症状。

（三）影像学表现

1. 病变部位与范围 全面观察和诊断颅颌面部纤维结构不良应以CT或锥形束CT检查为主。上颌纤维结构不良明显多于下颌，且以单侧颌骨受累为主。病变主要位于颌骨后部，并可能累及颧骨、蝶骨、额骨和颞骨等颅面骨。

2. 病变形态与密度 受累颌骨的外形轮廓多呈异常增大，病变与正常骨的分界多模糊不清。在X线片、锥形束CT和CT上，病变区正常骨小梁结构消失，被异常组织密度或信号所取代。根据表现类型，该病可分为以下三种。

（1）低密度X线透射改变或溶骨破坏：多见于病变早期，与骨囊肿类似。

（2）高密度X线阻射改变：多见于病变中期，多呈磨砂玻璃样或橘皮样改变。

（3）混合密度改变：为最常见的类型，多见于病变晚期，表现为磨砂玻璃基质内或周围有低密度小囊状影。

3. MRI表现与骨外侵犯 在MRI上，纤维结构不良在T_1WI上多呈低或中等信号，在T_2WI上多呈不均匀等或高信号。增强MRI上，病变可呈强化表现。纤维结构不良多局限于颌骨内生长，几乎无骨外侵犯。下颌骨病变可能导致下颌神经管移位、骨硬板吸收和牙周膜变窄或消失；上颌骨病变可能压迫窦腔使其变小或消失。伴有继发感染者可能导致颌骨周围软组织肿大，并可能有骨膜反应形成，与颌骨骨髓炎相似。

十五、牙骨质－骨结构不良

牙骨质－骨结构不良（cemento-osseous dysplasia，COD）是一种发生于颌骨承牙区的非肿瘤性纤维－骨病变，也被称为骨结构不良、牙骨质结构不良和牙骨质瘤。此疾病可能是颌骨最常见的良性纤维－骨病变之一。基于病变的发生部位，牙骨质－骨结构不良可分为根尖周牙骨质－骨结构不良、局灶性牙骨质－骨结构不良和繁茂性牙骨质－骨结构不良三类。其中，根尖周和局灶性病变在第五章第三节中有详细讨论，而繁茂性牙骨质－骨结构不良则好发于中年人，尤其多见于非洲和亚洲女性。

（一）病因病理

主要表现为细胞较少的硬化团块，这些团块主要由纤维细胞基质组成，内含类骨质、骨和牙骨质样物质。部分病变内部可能出现囊变，这些囊变区域有可能进一步演变为单纯性骨囊肿。

（二）临床表现

1. 无症状　本病在多数情况下无明显症状，常在口腔检查中被偶然发现。

2. 牙髓活力正常　受累牙的牙髓活力通常保持正常。

3. 缺牙　病变区域可能出现牙齿缺失的情况。

4. 易继发感染　由于病变区域缺乏足够的血供，繁茂性牙骨质－骨结构不良容易继发感染，导致面部反复肿胀和疼痛。尽管本病为良性病变，但继发感染可能给患者带来不适。

（三）影像学表现

1. 多发表现　可同时累及上、下颌骨的多个象限。

2. 病变部位　病变主要发生于颌骨后部，单发病灶则多见于下颌骨，且多位于下颌神经管的上方。

3. 形态与边界　本病在影像学上多呈现为不规则形肿块，边缘可能清晰也可能模糊，且多无包膜。

4. 密度改变　在 X 线片、锥形束 CT 和 CT 上，病变多呈混合高密度改变。部分病变内部可出现低密度囊变灶。

5. 与牙根关系密切　繁茂性牙骨质－骨结构不良常与单牙或多牙的牙根关系密切，两者间通常无清晰分界。病变可能压迫下颌神经管导致移位，或突入上颌窦内。

十六、中心性巨细胞肉芽肿

中心性巨细胞肉芽肿（central giant cell granuloma）是一种范围局限、良性但有侵袭性的溶骨性病变。本病好发于女性，且发病年龄多小于 30 岁。在颌骨病变中，中心性巨细胞肉芽肿属于较为少见的疾病，且多为单发。该病变以血管基质内存在破骨型巨细胞为显著特点，属于巨细胞病变的一种，曾被称为修复性巨细胞肉芽肿。

（一）病因病理

从病理角度来看，中心性巨细胞肉芽肿的病变剖面常呈现红褐色出血表现，并可能伴有囊变。镜下观察发现，病变主要由成纤维细胞或肌成纤维细胞组成，破骨型巨细胞则常见于出血区，呈均匀或簇状分布。

（二）临床表现

1. 中心性巨细胞肉芽肿　在临床上多表现为生长缓慢的颌面部无痛性肿大。

2. 侵袭性病变 约 30% 的病例可能呈现侵袭性病变，患者可能出现疼痛或感觉异常。

3. 牙吸收或牙移位 病变可能导致牙齿吸收或移位，影响患者的口腔功能。

4. 缺牙 部分病例可能出现缺牙的情况。

5. 颌骨外软组织侵犯 具有侵袭性的病变可能穿破颌骨骨密质，侵犯周围软组织。

（三）影像学表现

1. 病变部位与形态 中心性巨细胞肉芽肿主要累及下颌骨，病变多位于下颌第一磨牙之前，并可跨越下颌骨中线。上颌病变则多位于尖牙区。病变形态多为类圆形，少数为不规则形，边缘多清晰，少有硬化。

2. 单囊与多囊病变 在 X 线片和锥形束 CT 上，颌骨中心性巨细胞肉芽肿可分为单囊和多囊两种类型。多囊病变的囊隔纤细，可垂直于病变边缘。

3. 低密度 X 线透射改变 病变在 X 线片和锥形束 CT 上常表现为低密度 X 线透射改变。

4. 软组织密度与钙化 在 CT 上，病变呈现为软组织密度，钙化现象较为少见。

5. MRI 信号特点 在 MRI 上，中心性巨细胞肉芽肿在 T_1WI 和 T_2WI 上多呈低等信号。在增强 CT 和增强 MRI 上，病变强化明显。

6. 牙齿移位与牙根吸收 颌骨中心性巨细胞肉芽肿常可推压牙齿使其移位，但牙根吸收相对少见。具有侵袭特点的病变可能穿破颌骨骨密质，侵犯周围软组织。

十七、动脉瘤样骨囊肿

动脉瘤样骨囊肿（aneurysmal bone cyst）是一种囊性膨胀性溶骨性病变，以囊腔内充盈血液和纤维囊隔中含有破骨型巨细胞为特点。本病累及颌骨者少见。大多数患者的发病年龄在 30 岁以下。发生于颌骨者无明显性别差异。颌骨动脉瘤样骨囊肿可与其他骨病变（纤维结构不良、血管瘤、巨细胞肉芽肿和骨肉瘤等）并存。

（一）病理和临床表现

肉眼观察，本病多为多囊性肿物，内含不凝固血液，边界清晰，囊壁外为反应性骨壳。镜下见，囊隔中含有成纤维组织、破骨型巨细胞、反应性骨或不规则性类骨质。临床上，患者可出现面部肿大、疼痛或麻木。病变可致咬合紊乱、牙移位和松动，但牙髓活力存在。上颌骨病变累及眼眶者可引起突眼和复视。

（二）影像学表现

下颌骨动脉瘤样骨囊肿较上颌骨者多见，且好发于颌骨后部。大多数病变呈类圆形膨胀性改变，常有清晰边缘。本病有单囊和多囊之分，多囊者略多见。在 X 线片和锥形束 CT 上，颌骨动脉瘤样骨囊肿为低密度 X 线透射表现。CT 上，病变囊内容物的 CT 值或等于水液；或为软组织密度。MRI 上，病变多表现为 T_1WI 上的低或中等信号（少数为高信号）和 T_2WI 上的高信号。部分病变以在 CT 和 MRI 上显示液 – 液平面征（和囊液中血细胞沉淀有关）为特点。在增强 CT 和增强 MRI 上，病变的囊隔可强化。颌骨动脉瘤样骨囊肿多可致牙移位和牙根吸收。部分上颌骨病变可侵入鼻腔和眼眶。

十八、单纯性骨囊肿

单纯性骨囊肿（simple bone cyst）是一种缺乏上皮衬里的骨腔病变，又称为创伤性骨囊肿（traumatic bone cyst）、出血性骨囊肿（hemorrhagic bone cyst）和孤立性骨囊肿（solitary bong cyst）。颌骨单纯性骨囊肿罕见。发病年龄多在 20 岁以下，无明显性别差异。约 1/3 病例伴发繁茂性牙骨质 – 骨结构不良。部分病变有自愈倾向。

（一）病理和临床表现

本病为单囊性肿物，囊壁光滑，由纤维结缔组织组成，无上皮衬里。临床上，患者多无症状，常在无意中发现。偶有触痛。病变区牙为活髓牙。

（二）影像学表现

颌骨单纯性骨囊肿多发生于下颌骨，发生于上颌骨者罕见。病变多呈类圆形，其近牙槽侧边缘多呈扇形或弧线状硬化表现。在 X 线片和锥形束 CT 上，病变多为单囊低密度 X 线透射区，多囊者少见。在 CT 上，病变的 CT 值多介于水和软组织之间。MRI 方面，在 T_1WI 上，病变呈低信号或高信号；在 T_2WI 上，病变多呈高信号。在增强 CT 和增强 MRI 上，病变的囊壁可有强化。颌骨单纯性骨囊肿多与牙无关。病变多局限于骨内，有沿颌骨长轴生长的特点。颌骨膨胀者少见。

十九、骨 软 骨 瘤

骨软骨瘤（osteochondroma）是一种骨表面有软骨帽样突起并与骨髓组织相连的良性肿瘤，又称外生骨疣（exostosis）。以单发为主，多发者系一种罕见的常染色体显性遗传性疾病。骨软骨瘤是全身骨骼系统中最为常见的骨肿瘤，但发生于颌骨者相对少见。颌骨软骨瘤的发病年龄多在 40 ～ 50 岁（晚于全身其他骨骼），女性较男性多见。

（一）病理和临床表现

肉眼观察，骨软骨瘤一般由基底部和冠部组成。基底部与正常骨相连；冠部为软骨层。异常隆起之表面被覆有软骨帽。镜下见，骨软骨瘤由外向内依次为软骨膜（perichondrium）、软骨帽和骨组织。临床上病变累及下颌骨冠突和髁突者多可有张口受限、肿胀和疼痛。

（二）影像学表现

颌骨骨软骨瘤好发于下颌髁突和喙突。肿瘤可呈不规则形、球形、分叶状或菜花状，边界清晰。在 X 线片、锥形束 CT 和 CT 上，病变多为混合密度或高密度改变，主要由骨应力线排列紊乱的骨松质组成。MRI 方面，病变在 T_1WI 和 T_2WI 上多呈低高混合信号。骨软骨瘤多向外生长，并可压迫或推移邻近软组织。

二十、颌骨中心性血管瘤

颌骨中心性血管瘤（central haemangioma of the jaw）实为一组累及颌骨的血管畸形性病变。在各类颌面部脉管畸形中，颌骨中心性血管瘤约占 10%，属少见病变。颌骨中心性血管瘤有低流速（以静脉畸形为主）和高流速（以动静脉畸形为主）之分，而低流速和高流速颌骨中心性血管瘤的区分对临床治疗非常关键。颌骨中心性血管瘤多见于青年人，无明显性别差异。

（一）病理和临床表现

低流速血管畸形多表现为骨小梁间有异常扩张的薄壁静脉腔；高流速血管畸形多内含小动脉腔。临床上，患者多表现为面部无痛性肿大；有时可见牙龈红肿和缓慢渗血或出血。急性出血主要见于儿童的乳恒牙交替期，或拔牙后或误手术后。此外，颌骨中心性血管瘤可以是 Gorham-Stout 综合征或大块骨质溶解症（massive osteolysis）的表征之一。

（二）影像学表现

下颌骨中心性血管瘤较上颌骨者多见。病变多发生于下颌骨后部。下颌骨动静脉畸形主要位于下颌神经管内。颌骨中心性血管瘤或呈类圆形，或为不规则形。边界模糊不清者多见。在 X 线片和锥形束 CT 上，病变为低密度 X 线透射改变，并有单囊和多囊之分。多囊病变较多见，可表现为"蜂窝状"或"皂泡状"。下颌骨动静脉畸形可致下颌神经管不均匀增粗。在 CT 上，病变多为单囊或多囊状软组织密度影。部分病变内可见轮辐状、日光状和针样结构自骨髓腔经骨密质向外伸展至周围软组织。MRI 方面，低流速病变多表现为在 T₁WI 上的等信号和在 T₂WI 上的高信号；高流速病变多表现为低信号或无信号区。在增强 CT 和增强 MRI 上，低流速病变多呈渐进性强化；高流速者则快速强化，且几乎与周围血管密度或信号一致。在 DSA 上，高流速病变在动脉期有明显染色，可呈团块状。颌骨中心性血管瘤可致牙根吸收和牙移位。病变还可影响牙萌出和骨骼生长。颌骨中心性血管瘤合并有软组织血管畸形者并不少见。

第三节　颌面颈部软组织囊肿

一、皮样囊肿

皮样囊肿（dermoid cyst）是一种起源于胚胎期发育性上皮剩余的囊性病变。它通常发生于口底，这种情况多是由于第一和第二鳃弓处的外胚层结构陷入所致。口腔颌面颈部的皮样囊肿相对少见，其发病年龄多集中在 20～30 岁，且没有明显的性别差异。

（一）病因病理

皮样囊肿的囊壁相对较厚，内部含有皮肤及其各种附件。从肉眼剖面观察，囊肿内填充着干酪样的物质，这些物质可能呈现棕褐色、黄色或白色，有时也可能含有血液或慢性出血的产物。囊肿的内壁衬有角化的鳞状上皮，并包含完整的皮肤结构，如皮脂腺、毛囊、血管、汗腺和脂质。

（二）临床表现

1. 无痛性缓慢生长的肿物　皮样囊肿在口腔颌面部皮下或黏膜下多表现为无痛性缓慢生长的肿物，触摸时具有弹性和面团感。

2. 口底囊肿的影响　位于口底的皮样囊肿可能会向口腔内生长，压迫气道，从而干扰语言、进食和呼吸功能。

3. 如果囊肿伴有感染　其体积可能会突然增大。

（三）影像学表现

1. 发生部位与类型　皮样囊肿好发于口腔颌面部的中线区，尤其是口底。口底皮样囊肿通常以下颌舌骨肌为界，分为口内型（舌下区）和口外型（颏下和下颌下区）。

2. 形态与边缘　皮样囊肿多呈现为单囊类圆形，边缘光滑。

3. 超声表现　皮样囊肿通常呈现混合回声，病灶内有散在分布且强弱不一的光点。

4. CT 表现　皮样囊肿的 CT 值因其内部结构的不同而有所差异。部分囊肿可能呈现脂肪密度，部分则呈现水液密度改变。少数囊肿可见钙化，部分可能有脂–液平面形成。

5. MRI 表现　皮样囊肿的信号表现随其内容物而异。如果囊肿内含脂肪，则在 T₁WI 和 T₂WI 上均呈现高信号；如果囊肿内含水液，则在 T₁WI 上呈现低或中等信号，在 T₂WI 上呈现高信号。部分皮样囊肿在 CT 和 MRI 上可能呈现特征性的"大理石袋"征（图 7-15）。

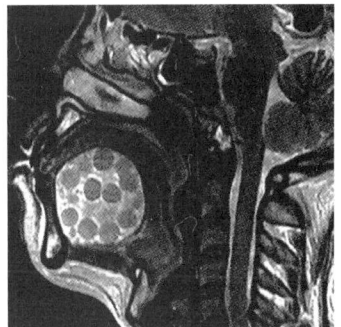

图 7-15　皮样囊肿

6.增强扫描表现　在增强 CT 和增强 MRI 上，囊肿的内容物无强化表现，但囊壁可能有强化。口底皮样囊肿可能压迫其周围的肌肉组织，或压迫口咽腔导致气道狭窄。

二、表皮样囊肿

表皮样囊肿（epidermoid cyst）亦为一种起源于胚胎期发育性上皮剩余的囊肿性病变。表皮样囊肿来源于胚胎的外胚层。本病多见于儿童、青少年和年轻人，发病率无明显性别差异。

（一）病理和临床表现

表皮样囊肿具有一般囊肿的特点，囊液或透明而黏稠，或含干酪样黄白色物质，囊壁薄而光滑。该囊肿内衬复层鳞状上皮，纤维囊壁内无皮肤附属器结构。临床上，表皮样囊肿多为质地柔软、生长缓慢的无痛性软组织肿块。如遇继发感染，病变可突然增大并出现疼痛。

（二）影像学表现

表皮样囊肿多发生于口腔颌面颈部的侧面。该囊肿好发于面颊和腮腺皮下组织内，亦可见于口底。囊肿多呈类圆形单囊，边界清晰。在超声上，表皮样囊肿多为无回声或低回声表现。部分囊肿内的细胞碎片可造成"假实性"回声表现。在 CT 上，表皮样囊肿多呈水液密度（图 7-16）。MRI 方面，该囊肿多在 T_1WI 上呈低信号，在 T_2WI 上呈均匀高信号。在增强 CT 和增强 MRI 上，囊肿的囊液无强化，囊壁可有强化。

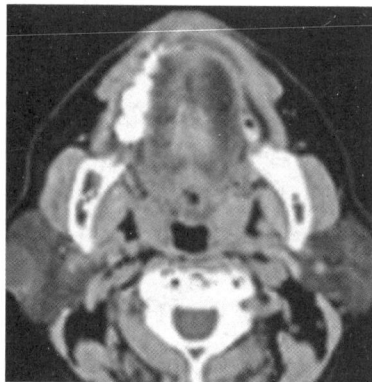

图 7-16　表皮样囊肿

三、鳃　裂　囊　肿

鳃裂囊肿（branchial cleft cyst）是一种归属于鳃裂畸形的囊性病变，起源于胚胎时期鳃裂或咽囊留存的上皮细胞。这些囊肿根据来源的不同鳃裂，其病变发生部位也会有所差异，其中第二鳃裂来源的囊肿最为常见。

（一）病因病理

鳃裂囊肿的形成与胚胎时期鳃裂或咽囊的上皮细胞留存有关。这些上皮细胞在发育过程中未能完全退化，进而形成囊肿。囊壁的结构多样，当为复层鳞状上皮时，其结构类似于皮肤表皮；当为柱状上皮时，可能含有黏液细胞。囊肿内容物可能刺激周围组织，导致慢性炎症细胞浸润，进而产生炎症反应。

（二）临床表现

1.一般表现　鳃裂囊肿通常生长缓慢，早期可能没有明显症状。随着囊肿的增大，患者可能会出现质地软、有波动感的肿块。

2.感染表现　当囊肿合并感染时，会出现红肿、疼痛、压痛明显等症状，甚至可能破溃形成瘘管，排出脓性分泌物。

3.不同鳃裂囊肿的特定表现

（1）第一鳃裂囊肿：较少见，位于外耳道至下颌角之间的区域，可能引起外耳道分泌物增多、听力下降等耳部症状，或导致面部肿胀。

（2）第二鳃裂囊肿：最常见，位于胸锁乳突肌前缘的上、中 1/3 交界处，表现为颈部圆形或椭圆形肿块，可能压迫颈动脉、颈内静脉或迷走神经等，产生头晕、吞咽困难、声音嘶哑等症状（图 7-17）。

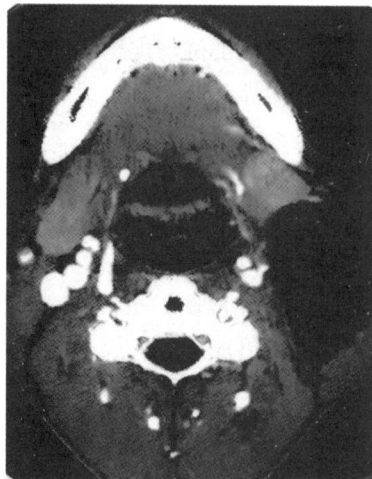

图 7-17　第二鳃裂囊肿

（3）第三鳃裂囊肿：相对少见，位置较深，位于颈总动脉后方、迷走神经的外侧，可能产生相应的压迫症状。

（4）第四鳃裂囊肿：罕见，多在食管周围，可能引起吞咽困难、呼吸不畅等严重症状，尤其是当囊肿位于纵隔内时。

（三）影像学表现

1. 超声表现　囊肿在超声上多呈无回声液性暗区，其边缘可为实性低回声表现。这种表现有助于区分囊肿与其他实性病变。

2. CT 表现　囊肿的囊液在 CT 上通常具有等于或近于水液的密度。通过 CT，可以清晰地观察到囊肿的形态、大小和位置，以及其与周围组织的关系。

3. MRI 表现　鳃裂囊肿多表现为在 T_1WI 上的低信号和在 T_2WI 上的均匀高信号。这种信号特征有助于进一步确认囊肿的诊断。

4. 增强扫描表现　在增强 CT 和增强 MRI 上，囊肿的囊液通常无强化表现，而囊壁则可能有强化。这一特征有助于区分囊肿与周围血管和其他强化组织。遇有继发感染时，囊壁可增厚且有明显强化，提示炎症反应的存在。

四、甲状舌管囊肿

甲状舌管囊肿（thyroglossal duct cyst）起源于舌根盲孔和甲状腺床之间的甲状舌管残余，是先天性颈部异常中最为常见的一种。与鳃裂囊肿相比，甲状舌管囊肿的发生率更高，约为其 3 倍。该囊肿多见于 10 岁以下儿童，但部分成年人也可能出现，且无明显性别差异。

（一）病因病理

甲状舌管囊肿的形成与胚胎时期甲状舌管的退化不全有关。甲状舌管作为胚胎期连接舌根和甲状腺的管道，在正常情况下应逐渐退化消失。然而，在某些情况下，该管道可能未能完全退化，进而形成囊肿。囊肿内部为光滑的囊腔状结构，可能伴有连接舌骨或舌盲孔的管道。囊肿的上皮衬里通常为鳞状上皮细胞或呼吸道上皮细胞，具有分泌活性。囊壁内还可能含有少量甲状腺组织和胶体沉积。

（二）临床表现

1. 年龄　常见于 1～10 岁儿童，通常出现在颈中线，舌骨上下最为多见，少数会偏离中线。

2. 颈部柔软无痛性肿物　甲状舌管囊肿在临床上多表现为颈部柔软的无痛性肿物，可随上呼吸道感染或外伤而反复肿大。

3. 肿物随舌运动而移动　若病变位于舌骨附近，则肿物可随舌的运动而移动，这是甲状舌管囊肿的一个特征性表现。

4. 癌变风险　虽然甲状舌管囊肿多为良性病变，但约有 1% 的囊肿可能转变为癌。

（三）影像学表现

1. 位置分布　甲状舌管囊肿可分布于自舌盲孔至甲状腺床之间的任何区域，其中 25% 位于舌骨上区，50% 位于舌骨区，25% 位于舌骨下区。舌骨上区和舌骨区的囊肿大多在颈中线附近，而舌骨下区的囊肿则多位于颈侧区。

2. 形态与边缘　甲状舌管囊肿多呈类圆形，边缘光滑，囊壁薄而均匀。

3. 超声表现　该囊肿多为无回声或低回声表现，儿童患者可能呈现"假实性"回声表现（图 7-18）。

4. CT 表现　甲状舌管囊肿的 CT 值多等于水液或软组织密度，有助于与周围组织进行区分

（图 7-19）。

5. MRI 表现　该囊肿多表现为 T_1WI 上的低信号（少数为高信号）和 T_2WI 上的均匀高信号。增强 CT 和 MRI 上，除囊壁有强化外，囊内容物一般无强化表现。遇继发感染时，囊壁可增厚并呈现明显强化。

6. 对周围组织的影响　位于舌根部的甲状舌管囊肿可能向后下侵入口底和会厌前间隙；位于舌骨和舌骨下区的囊肿可能黏附于舌骨或植入带状肌内，甚至可能使气道受压变狭窄。

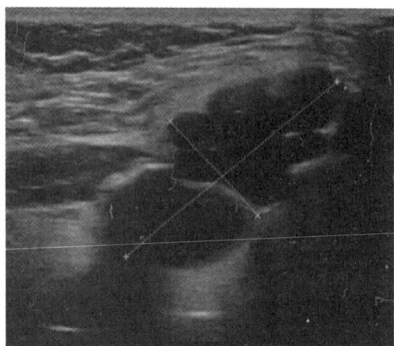

图 7-18　甲状舌管囊肿超声　　　　图 7-19　甲状舌管囊肿 CT

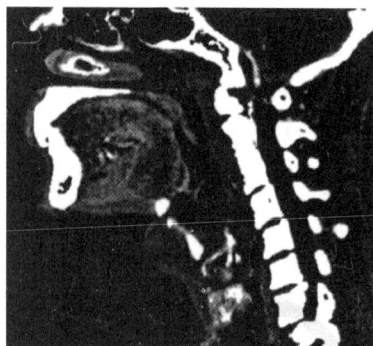

第四节　颌骨恶性肿瘤

整体而言，颌骨恶性肿瘤较颌骨良性肿瘤和瘤样病变少见。颌骨恶性肿瘤亦有牙源性和非牙源性（主要为骨 / 软骨源性）之分，且后者较前者多见。牙源性恶性肿瘤主要有起源于上皮组织的成釉细胞癌和原发性骨内癌。在骨 / 软骨源性恶性肿瘤中，骨肉瘤最为多见。X 线片、锥形束 CT、CT 和 MRI 均可用于颌骨恶性肿瘤的检查。对于颌面部恶性肿瘤，无论起源于骨内或骨外，CT 和 MRI 检查不可或缺，其在完整显示肿瘤内部信息和对邻近结构侵犯方面均明显优于 X 线片和锥形束 CT 检查。

一、成釉细胞癌

成釉细胞癌（ameloblastic carcinoma）是一种罕见的原发的牙源性上皮性恶性肿瘤，被视为成釉细胞瘤的恶性类型。它多见于中年人，无明显的性别差异。据国内资料显示，成釉细胞癌在所有成釉细胞瘤中所占比例约为 2%。

（一）病因病理

成釉细胞癌具有成釉细胞瘤的组织学特点，但其细胞具有恶性特征。该肿瘤主要以原发形式出现，部分也可能继发于成釉细胞瘤。其恶性特征主要源于细胞形态、生长方式以及侵袭性的改变。

（二）临床表现

1. 面部肿胀　成釉细胞癌患者常表现为无痛性或疼痛性的面部肿胀，肿胀区域可能逐渐扩大。

2. 牙移位、松动和脱落　由于肿瘤的生长，可能导致相邻牙齿的移位、松动甚至脱落。

3. 复发与转移　经过手术切除后，成釉细胞癌有复发的可能，可能转移到肺部等器官。

（三）影像学表现

1. 位置与形态　成釉细胞癌好发于下颌骨后部（前磨牙和磨牙区），原发性肿瘤多为不规则形，边界模糊；而继发于成釉细胞瘤的肿瘤则形态较为规则，边界清晰。

2. X 线片和锥形束 CT 表现　在 X 线片和锥形束计算机断层扫描（锥形束 CT）上，成釉细胞癌表现为低密度 X 线透射区。继发性肿瘤可能有单囊和多囊之分。

3. CT 表现　成釉细胞癌有实性和囊实性之分。实性部分为软组织密度，囊性部分 CT 值近于或等于水液。增强 CT 上，肿瘤实性部分可呈强化表现。

4. 周围组织侵犯　成釉细胞癌可穿破颌骨骨密质侵犯周围软组织，如上颌窦、眼眶和颅底等。

二、原发性骨内癌

原发性骨内癌（primary intraosseous carcinoma）是一种位于颌骨中心、不能归为其他类型的癌。它起源于牙源性上皮组织，也可能起源于牙源性囊肿或其他良性病变。本病曾被命名为原发性骨内鳞状细胞癌，颌骨是唯一可能发生原发性癌的骨骼。

（一）病因病理

原发性骨内癌的确切病因尚不清楚，但普遍认为其与牙源性上皮组织的恶性转化有关。镜下观察，病变内含有肿瘤性鳞状上皮岛，具有鳞状细胞癌的特征。

（二）临床表现

1. 无症状或早期症状　多数患者在病变早期可能无任何症状，部分患者可能出现下唇麻木或疼痛。

2. 晚期症状　晚期患者可能发生病理性骨折和张口受限，严重影响生活质量。

3. 预后较差　本病预后相对较差，需要早期发现和治疗。

（三）影像学表现

1. 位置与形态　原发性骨内癌多发生于下颌骨磨牙区，上颌骨少见。肿瘤多为不规则形，边缘模糊，可呈虫蚀状。继发于颌骨牙源性囊肿者可呈类圆形，边界清晰。

2. X 线片和锥形束 CT 表现　原发性骨内癌表现为低密度 X 线透射区。

3. CT 表现　病变实性部分为软组织密度。增强 CT 上，其实性部分可有强化表现（图 7-20）。

4. 周围组织侵犯　原发性骨内癌可破坏牙槽骨导致牙"漂浮征"出现，也可破坏下颌神经管和颌骨骨密质并侵犯周围组织结构，如上颌窦、鼻腔、眼眶、肌肉和软组织间隙等。部分病变可伴发病理性骨折。

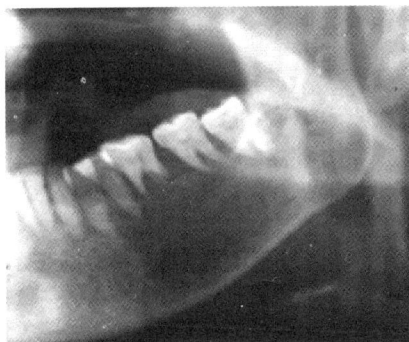

图 7-20　原发性骨内癌（鳞状细胞癌）

三、骨肉瘤

骨肉瘤（osteosarcoma）是指一组肿瘤细胞能直接产生骨和骨样基质的恶性肿瘤，类型繁多。颌骨骨肉瘤中以普通骨肉瘤最为多见，该型骨肉瘤是一种兼具侵袭性的高等级恶性肿瘤。颌骨骨肉瘤较为少见，占所有骨肉瘤的 6%～10%。但在颌骨恶性肿瘤中相对常见。其病因不明，部分可继发于放射治疗后，好发于 30～40 岁，且男性较女性多见。

（一）病因病理

骨肉瘤为实性肉质或质硬肿块，主要由瘤细胞和骨样基质构成。根据肿瘤基质的不同，普通骨肉瘤可分为成骨性、成软骨性和成纤维性三型，其中成骨性骨肉瘤较为多见。

（二）临床表现

1. 面部肿胀　早期可出现无痛性或疼痛性面部肿胀。

2. 牙齿问题　骨肉瘤累及牙和牙周组织者．可致牙根变细、牙周膜增宽和牙槽骨吸收，并出现牙"漂浮征"。

3. 面部畸形　面部肿大畸形，可能出现溃疡和出血。

4. 感觉异常　部分患者可发生感觉异常（麻木）和张口受限。

5. 转移　骨肉瘤一般通过血行扩散，以肺转移最为常见，复发率较高，但转移发生率相对较低。

（三）影像学表现

1. 位置与形态　多见于下颌骨后部，病变多呈不规则形，部分为类圆形。

2. 边缘特征　X 线片和锥形束 CT 所示骨肉瘤的边缘多模糊不清，可呈虫蚀状；CT 和 MRI 所示肿瘤边缘可部分模糊部分清晰。

3. 密度改变　在 X 线片和锥形束 CT 上，骨肉瘤表现类型有低密度 X 线透射改变、高密度 X 线阻射改变和混合密度改变。CT 上多呈混合密度改变，由软组织肿块和肿瘤骨混合而成。

4. 肿瘤骨特征　高密度改变多为肿瘤骨所致，可呈日光状、针状、颗粒状、棉絮状、蜂窝状和束状。

5. 侵犯与反应　MRI 方面，骨肉瘤在 T_1WI 上多呈低中等信号，在 T_2WI 上呈混合高信号。增强 CT 和 MRI 上，软组织部分多呈强化表现。骨肉瘤可穿破颌骨骨密质侵犯周围软组织，病变所及颌骨边缘可见 Codman 三角状骨膜反应形成（图 7-21）。

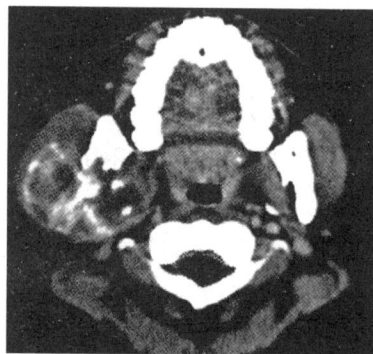

图 7-21　右下颌骨骨肉瘤

四、软骨肉瘤

软骨肉瘤（chondrosarcoma）是一种能产生软骨基质的恶性肿瘤，且多为低等级恶性肿瘤。根据肿瘤的形成过程，可分为原发性和继发性。本病少见，可发生于任何年龄，但中老年男性略多见。

（一）病因病理

通过肉眼观察，软骨肉瘤为实性分叶状。镜下见，肿瘤多由大小不等、形态不规则的软骨小叶组成，圆形或卵圆形肿瘤细胞位于软骨基质窝中，软骨基质可黏液样变。

（二）临床表现

1. 疼痛性面部肿胀。

2. 鼻塞或鼻出血。

3. 感觉异常（麻木）。

4. 张口受限。

（三）影像学表现

1. 位置与形态　上下颌骨均可发生，但上颌骨软骨肉瘤较下颌者略多见。上颌者好发于前部，下颌者多见于下颌喙突、髁突和体部。多呈分叶状，表现为类圆形或不规则形。

2. 边缘特征　在 X 线片和锥形束 CT 上，病变在颌骨内的边缘多模糊不清；在 CT 和 MRI 上，病变整体边缘多清晰光滑（图 7-22）。

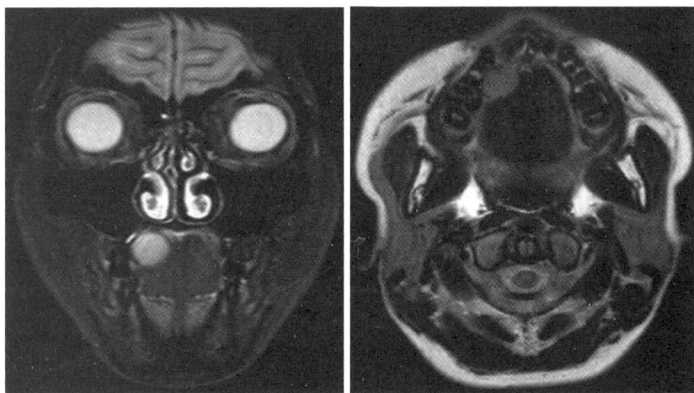

图 7-22 右上颌骨间叶性软骨肉瘤

3.密度表现 在 X 线片和锥形束 CT 上，多为混合密度表现，高密度区可呈点状或斑片状。

4.成分与信号 在 CT 上，病变成分复杂，多由水液、软组织和钙化的软骨基质混合而成。MRI 方面，病变在 T_1WI 上呈低或等信号，在 T_2WI 上多呈不均匀高信号。在增强 CT 和增强 MRI 上，病变的软组织部分多呈强化表现，而不强化区多与软骨基质黏液样变和矿化区相对应。

5.侵犯与反应 除可致牙周膜增宽、牙根吸收和下颌神经管破坏外，还可穿破颌骨骨密质侵犯骨外软组织，并形成软组织肿块。

五、尤 因 肉 瘤

尤因肉瘤（Ewing sarcoma）是一种小圆形细胞肉瘤，具有特定分子表现和不同程度的神经外胚层分化，属原始神经外胚层肿瘤之一。本病在全身骨原发性恶性肿瘤中占 6% ～ 8%。颌骨尤因肉瘤罕见。尤因肉瘤的发病高峰在 10 ～ 20 岁，男性多于女性。

（一）病因病理

尤因肉瘤的肿瘤组织为实性，其内常有出血和坏死。镜下观察，肿瘤细胞形态较为单一，多呈小圆形，核分裂活动明显，且凝固性坏死较为常见。这些特征使得尤因肉瘤在病理学上具有独特的诊断价值。

（二）临床表现

1.面部疼痛性肿块 颌骨尤因肉瘤患者多表现为面部疼痛性肿块。

2.全身症状 患者可出现发热、贫血、白细胞增多和血沉加快等全身症状，这些症状可能与肿瘤的生长和免疫反应有关。

3.牙齿问题 患区可见牙松动、脱落和移位。

4.张口受限和感觉异常 患者可有张口受限和感觉异常。

5.淋巴结转移 部分患者可伴发全身和颈淋巴结转移。

（三）影像学表现

1.位置与形态 多发生于颌骨后部，下颌者较上颌者多见。肿瘤可呈类圆形或不规则形。

2.边缘特征 在 X 线片和锥形束 CT 上，病变的颌骨内边界多模糊不清，常呈虫蚀状或鼠咬状；在 CT 和 MRI 上，整体边界可光滑清晰（图 7-23）。

3.密度改变 在 X 线片和锥形束 CT 上，多呈低密度 X 线透

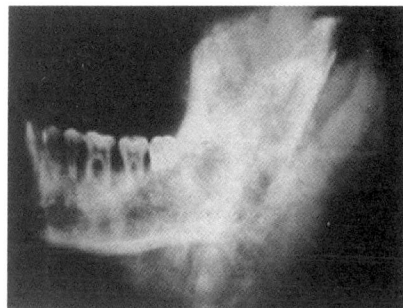

图 7-23 右下颌骨尤因肉瘤

射改变，部分病变可呈多囊状。

4. 信号特征　在 CT 上，肿瘤呈软组织密度。MRI 方面，在 T_1WI 上呈等信号，在 T_2WI 上多呈不均匀高信号。在增强 CT 和增强 MRI 上，多表现为不均匀强化。

5. 侵犯与反应　可破坏牙槽骨和下颌神经管，并可刺激骨膜反应呈现为"葱皮样"或"袖口样"（Codman 三角）改变。病变可穿破颌骨骨密质，侵犯骨外软组织，并形成软组织肿块。

第五节　颌面颈部软组织良性肿瘤和瘤样病变

在颌面颈部软组织良性肿瘤和瘤样病变中，较为常见者有脉管瘤或脉管畸形、神经组织肿瘤和脂肪组织肿瘤等。脉管瘤或脉管畸形主要包括静脉血管瘤或静脉畸形、动静脉畸形或动静脉血管瘤，以及淋巴管瘤或淋巴管畸形。神经组织肿瘤主要包括神经鞘瘤和神经纤维瘤。对颌面颈部软组织良性肿瘤或瘤样病变的影像学检查多以超声、CT 和 MRI 为主。超声主要适用于浅表部位的软组织病变的检查；CT 和 MRI 则浅深皆宜，且更适用于多发性和范围较大的病变的完整显示。因成像原理不同，超声、CT 和 MRI 在显示软组织肿瘤和瘤样病变方面各具特色，且优缺点具有互补性。

一、静脉血管瘤

静脉血管瘤（venous heamangioma）是一种良性病变，由大小不同的静脉组成，这些静脉通常含有较厚的肌层壁。临床和病理特征表明，静脉血管瘤实际上是一种血管畸形，而非真性肿瘤，因此也被称为静脉畸形（venous malformation）。本病曾被称为"海绵状血管瘤（cavernous haemangioma）"。静脉血管瘤可发生于任何年龄，但以儿童和青少年相对多见，且无明显性别差异。在口腔颌面部，血管瘤或血管畸形是最常见的良性肿瘤样病变，其中静脉血管瘤尤为多见。

（一）病因病理

静脉畸形主要由扩张的厚壁血管腔组成，其内充满血液，并常含有静脉石。临床上，静脉畸形有单发和多发之分。病变或为孤立性肿块，或为弥漫性分布。

（二）临床表现

1. 病变形态　静脉畸形可为单发或多发。单发病变可能表现为孤立性肿块，而多发病变则可能呈弥漫性分布。

2. 质地与颜色　部位表浅的静脉畸形多质地柔软，按压可变形，无搏动和杂音。病变区肤色可能正常，也可能表现为浅蓝到深紫色。

3. 周围皮肤变化　病变周围皮肤可能有毛细血管扩张、静脉曲张或瘀斑。低头试验时，病变可能膨出变大。

（三）影像学表现

1. 超声表现　静脉畸形在超声上常为混合不均匀低回声表现。若病变内有静脉石，则可出现强光团影。约半数病变在低头试验的超声检查中呈逐渐膨大表现。

2. CT 表现　静脉畸形多为软组织密度改变，内部可见高密度静脉石。

3. MRI 表现　静脉畸形多表现为在 T_1WI 上的低等信号和在 T_2WI 上的高信号。若病变内有静脉石形成，则其在 T_2WI 上为类圆形低信号表现。在增强 CT 和增强 MRI 上，静脉畸形多呈渐进性强化表现，且可推移、挤压其周围血管、肌肉和软组织间隙，有时偶见颌面骨肥大和变形。

二、动静脉畸形

动静脉畸形（arteriovenous malformation）又称动静脉血管瘤（arteriovenous hemangioma），是一种以

出现动静脉分流为特点的良性血管性病变，属于血管畸形而非真性肿瘤。与静脉畸形相比，本病较为少见，但好发于儿童和青少年，且无明显性别差异。头颈部是该病变的好发部位，对患者的健康和生活质量构成一定影响。

（一）病因病理

动静脉畸形的病变内含大小不等的扩张血管，界限不清。镜下观察可见，病变以含有众多静脉和动脉为特点，且静脉数量多于动脉。由于病变内动脉血无法通过毛细血管正常灌注于静脉，导致静脉出现动脉化现象。这种异常的血流动力学状态是动静脉畸形发生和发展的基础。

（二）临床表现

1. 好发部位　头颈部软组织动静脉畸形 好发于面颊部、腮腺与颌面深部间隙。形态多不规则，部分病变呈弥漫状，边界不清。

2. 异常搏动与杂音　临床上，动静脉畸形的主要表现为病区与脉搏同步的异常搏动，听诊时可闻及吹风样杂音。

3. 皮肤红热与溃疡出血　病变区皮肤多有红热现象，局部可出现溃疡和出血。

4. 高流速病变　本病为高流速病变。

5. 本病常伴有颌骨（尤其是下颌骨）动静脉畸形。

（三）影像学表现

1. 超声表现　头颈部软组织动静脉畸形主要表现为多囊状暗区，其内可见稀疏光点流动，搏动明显。彩色多普勒血流成像显示病变内血流信号丰富，有囊状或管状动脉血流。

2. CT 表现　动静脉畸形表现为软组织密度改变。增强 CT 上，病变内可见杂乱分布的迂曲扩张血管（包括供血动脉和回流静脉），这些血管几乎与正常动脉同步强化，有助于明确病变范围及血供情况。

3. MRI 表现　动静脉畸形的特征性表现为信号流空（signal void），即异常扩张的葡萄状、管状或囊状血管在所有 MRI 序列上均呈低信号。部分区域可能被血块或血栓占据，进一步影响病变的影像学表现。

4. DSA 表现　病变多呈肿块状异常染色，并能清晰显示其供养动脉和回流静脉，为诊断和治疗提供重要依据。

三、淋巴管瘤或淋巴管畸形

淋巴管瘤（lymphangioma）是一种淋巴管的先天畸形型病变，也称为囊性水瘤（cystic hygroma）和淋巴管畸形（lymphatic malformation）。该病根据形态可分为毛细管型、海绵型和囊型，其中后两者更为常见。淋巴管瘤或淋巴管畸形可以发生在任何年龄段，但婴幼儿更为多见，大多数病例在 2 岁内被发现，甚至有在胎儿期就显示出病变的情况。相较于血管畸形，淋巴管畸形的发病率较低。淋巴血管瘤或淋巴血管畸形是指淋巴管畸形与血管畸形并存的情况。

（一）病因病理

淋巴管瘤或淋巴管畸形的病理特点是淋巴管扩张，呈多囊状或海绵状，囊内含有水或乳性液体。镜下观察，病变区域以含有大小不等、薄壁扩张的淋巴管为特征。

（二）临床表现

1. 淋巴管瘤在临床上多表现为无痛性肿物，质地柔软，触诊时有波动感。

2. 如病变内有出血或继发感染，可压迫周围组织，引起相应的症状。

3.淋巴管瘤可发生于全身各处,但头颈部皮肤和皮下组织最为常见,偶见于口腔。囊性水瘤在颈部(尤其是颈后间隙)最为常见,海绵状淋巴管瘤则多见于舌和口腔黏膜。

(三)影像学表现

1.超声表现　囊性水瘤在超声上多表现为多囊状无回声改变,而海绵状淋巴管瘤则多为多囊状混合性高回声。

2.CT表现　淋巴管瘤的CT值多与水液相近或相等。囊性水瘤多为大囊,囊腔数量少;海绵状淋巴管畸形则多为小囊,囊腔数量多。

3.MRI表现　淋巴管瘤在MRI上多呈多囊性改变,少数为单囊。病变在T_1WI上多呈低等信号,少数为高信号(与病变内出血或液体内富含蛋白相对应);在T_2WI上多呈均匀高信号或出现液-液平面征象(病变内有出血)。增强CT和MRI上,淋巴管瘤内部无强化,但其纤维囊隔或包膜可出现"环形或弧形"强化。颈部淋巴管瘤可推移或压迫与之相邻的血管和肌肉组织。

四、神 经 鞘 瘤

神经鞘瘤(neurilemmoma)是一种起源于神经鞘膜的良性肿瘤。因其来源于施万(Schwann)细胞,故又称施万细胞瘤(Schwannoma)。颌面颈部神经鞘瘤可见于任何年龄,但好发于20～50岁成年人,无明显性别差异。

(一)病因病理

神经鞘瘤的病理特征主要表现为实性类圆形肿块,部分可呈分叶状,边界清晰,并具有包膜。瘤体内部可能伴有囊变和出血。在显微镜下观察,肿瘤主要由施万细胞和周围的胶原基质构成。

(二)临床表现

1.无症状　较小的神经鞘瘤通常不会引起明显的症状。

2.感觉异常和疼痛　当肿瘤体积增大并压迫到相应的神经时,患者可能会出现感觉异常和疼痛的症状。

3.部位相关症状　神经鞘瘤的临床表现还与其所在部位密切相关。例如,位于咽旁间隙的神经鞘瘤可能导致咽腔缩小,进而引发呼吸困难。

(三)影像学表现

1.位置与形态　口腔颌面颈部的神经鞘瘤与脑神经(三叉神经、面神经、舌咽神经、迷走神经、副神经和舌下神经)的走行分布密切相关。此外,周围神经和交感神经的分布区域也可能发生神经鞘瘤。头颈部神经鞘瘤的好发部位为颈动脉间隙和咽旁间隙,形态多呈类圆形或梭形,边界清晰,可见包膜。

2.超声表现　神经鞘瘤在超声上多表现为不均匀低回声肿块,偶见无回声区,部分肿瘤有后方回声增强。

3.CT表现　神经鞘瘤多呈软组织密度。若瘤内有囊变,其CT值可接近水液。

4.MRI表现　神经鞘瘤在T_1WI上多表现为低或等信号,而在T_2WI上则呈现为不均匀高信号。若瘤内有出血,其在T_1WI上可呈高信号。增强CT和MRI上,神经鞘瘤多表现为渐进性不均匀强化,瘤内囊变区则可能无强化(图7-24)。

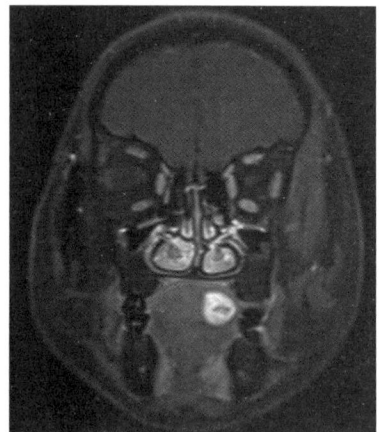

图7-24　舌神经鞘瘤

5. 其他 不同部位的神经鞘瘤对其邻近组织的影响也不尽相同。在颌面颈部，神经鞘瘤可能影响颈鞘（导致血管移位）、颅底（受压变薄或移位）、咽腔（狭小）、下颌骨（受压）和颈椎（椎间孔增大）等结构。

五、神经纤维瘤

神经纤维瘤（neurofibroma）是一种良性周围神经鞘肿瘤，有单发和多发之分。多发者被称为神经纤维瘤病（neurofibromatosis, NF）或 von Recklinghausen 病。根据临床和遗传学表现，神经纤维瘤病可分为 NF-1 型（von Recklinghausen 病或周围型 NF）和 NF-2 型（双侧听神经瘤或中心型 NF），其中 NF-1 型较 NF-2 型更为常见。神经纤维瘤约占所有头颈部良性软组织肿瘤的 5%，但相较于神经鞘瘤，其发病率较低。神经纤维瘤几乎可以累及任何种族、年龄和性别的人群。本病为常染色体显性遗传。

（一）病因病理

神经纤维瘤的病理特征表现为孤立性神经纤维瘤多为实性肿块，瘤内可见钙化或骨化，囊变区较为少见，有时可见出血，部分肿瘤具有包膜。而多发性神经纤维瘤病则以弥漫性分布为特点，肿瘤多无清晰边界。镜下观察，神经纤维瘤主要由梭形细胞和胶原纤维基质组成，肿瘤中心区细胞丰富而非纤维基质稀疏，周围区则反之。这一特点对于理解 CT 和 MRI 上出现的"靶征"至关重要。

（二）临床表现

1. 孤立性神经纤维瘤 多表现为缓慢生长的无痛性肿块或结节状皮肤病损。

2. 神经纤维瘤病 多呈弥漫性分布，常伴有颌面颈部体表的畸形性损害。神经纤维瘤病的临床特征之一是皮肤上出现大小不一的棕色咖啡斑。

（三）影像学表现

1. 超声表现 病变常为中等或暗淡光点，弥漫性病变多境界不清。

2. X 线片表现 可显示骨骼的改变，如脊柱侧凸、椎体骨质破坏、肋骨畸形等。对于较大的肿瘤，可见软组织肿块影，边界不清。

3. CT 表现 肿瘤呈等密度或低密度影，边界不清。增强扫描后可有不同程度的强化。

4. MRI 表现 MRI 是诊断神经纤维瘤的重要影像学方法，肿瘤在 T_1WI 上多呈等信号或低信号，在 T_2WI 上呈高信号，增强扫描后肿瘤明显强化。MRI 能清楚显示肿瘤与神经的关系，对于判断肿瘤的范围和性质具有重要价值。

六、颈动脉体瘤

颈动脉体瘤（carotid body tumors）是一种起源于颈总动脉分叉的动脉体副神经节细胞的神经内分泌肿瘤，又称化学感受器瘤和球瘤。本病为副神经节瘤（paraganglion tumor）之一。世界卫生组织将头颈部副神经节瘤分 4 种类型，即颈动脉体瘤、咽副神经节瘤、中耳副神经节瘤和迷走副神经瘤。颈动脉体瘤是其中最多见者，副神经节瘤属少见肿瘤。肿瘤好发于 40 ～ 60 岁成年人，女性多见。根据颈动脉体瘤的生物学行为，可将其分为非侵袭型（良性肿瘤）、局部侵袭型和转移型（恶性肿瘤）。

（一）病因病理

颈动脉体瘤为实性肿物，多质韧而有弹性，边界清晰，具有薄层纤维包膜。镜下观察发现，颈动脉体瘤内血管丰富，由主细胞和支持细胞组成。

（二）临床表现

1. 无痛性肿块　颈动脉体瘤主要表现为颈部无痛性肿块，肿块表面可触及颤动，并可闻及震颤音。

2. 神经受压症状　随着肿瘤的生长，可能压迫邻近的神经结构，导致声音嘶哑、吞咽困难等症状。

3. 霍纳综合征　肿瘤压迫颈交感神经节时，可引起霍纳综合征，表现为同侧瞳孔缩小、眼球内陷、上睑下垂及面部无汗。

（三）影像学表现

1. 超声表现　颈动脉体瘤在超声上多表现为实性不均匀低回声，其内可有较强中等回声光点和丰富血流信号。超声还能显示肿瘤与颈总动脉分叉的关系，以及肿瘤对颈鞘内血管的影响。

2. CT 表现　颈动脉体瘤表现为颈动脉分叉处的软组织实质性肿块，边缘整齐光滑。因为肿瘤内部血管十分丰富，所以在增强 CT 扫描时，病灶部位强化效果显著，颈内、外动脉之间的间距明显增宽。

3. MRI 表现　颈动脉体瘤在 MRI 上 T_1WI 呈等信号，T_2WI 上呈均匀或不均匀高信号。其中，不均匀高信号者多表现为"椒盐征"，这是由于肿瘤内部血管丰富且分布不均所致。

4. DSA 表现　DSA 是诊断颈动脉体瘤的重要方法。在 DSA 上，可见病变在动脉期即有对比剂染色，显示肿瘤的血供丰富。同时，DSA 还能显示肿瘤对颈鞘内血管的影响方式，包括分别推移颈内动脉和颈外动脉向前内和前外移位。

第六节　颌面颈部软组织恶性肿瘤

口腔颌面部软组织恶性肿瘤以上皮组织癌和淋巴瘤为主。上皮组织癌中以鳞状细胞癌最为常见（约占恶性肿瘤的 80% 以上），腺源性上皮组织癌次之，低分化和未分化癌则相对少见，间叶组织肉瘤则更为少见。对口腔颌面颈部软组织恶性肿瘤的影像学检查以 CT 和 MRI 为主。

一、鳞状细胞癌

口腔颌面部软组织鳞状细胞癌是一种起源于口腔颌面部黏膜组织，具有不同鳞状分化程度的侵袭性上皮性恶性肿瘤。该肿瘤多发生于 40 ～ 60 岁的成年人，且男性患者多于女性。鳞状细胞癌的好发部位依次为舌、牙龈、颊、唇和口底。

（一）病因病理

目前对于口腔颌面部软组织鳞状细胞癌的确切病因尚未完全明确，但多认为其与吸烟、饮酒、口腔卫生不良、长期慢性炎症刺激等因素有关。肉眼观察下，鳞状细胞癌多呈黏膜扁平斑块或结节状，部分为息肉状或菜花状隆起。病变内部为实性，局部可有坏死。镜下观察可见，肿瘤主要表现为鳞状上皮增生，癌细胞呈团块或条索状排列形成癌巢，部分癌巢中可出现层状角化物形成癌珠。

（二）临床表现

1. 口腔颌面部软组织鳞状细胞癌的早期表现多为溃疡，伴有疼痛或不适感。

2. 随着病变的进展，可向深层组织浸润，形成质硬、压痛和界限不清的肿块。

3. 部分鳞状细胞癌表面呈菜花状，溃烂坏死者可伴有恶臭。

4. 不同部位的鳞状细胞癌可导致相应的功能障碍，如舌和口底区肿瘤可使舌体运动受限，牙龈、颊和腭部肿瘤常有颌骨骨质破坏吸收，颊和腭部肿瘤可侵犯颌面深部结构，导致张口受限等。

5. 口腔颌面部鳞状细胞癌还可向颈淋巴结转移，以舌和口咽部病变最为多见。

6. 晚期鳞状细胞癌还可经血液循环向远处组织器官转移。

（三）影像学表现

舌和口底区肿瘤以鳞状细胞癌为主。不同部位的鳞状细胞癌在 CT 和 MRI 上的表现各有不同，以下是具体部位的影像学表现。

1. 舌和口底区鳞状细胞癌 对发生于舌后 1/3 或舌根的鳞状细胞癌，因临床检查的直观性较差，CT 和 MRI 检查尤为重要。

（1）CT：多呈不规则形软组织增厚或肿块形成，增强 CT 上病变多有程度不等的强化表现。

（2）MRI：T_1WI 上多呈等信号，T_2WI 上多呈混合高信号，增强 MRI 上病变多呈不均匀强化表现。

2. 牙龈鳞状细胞癌 牙龈癌多为分化程度较高的鳞状细胞癌，且早期多表现为溃疡。

（1）X 线片和锥形束 CT 表现：早期病变可致牙槽突吸收。

（2）CT 表现：为软组织密度改变，可见颌骨呈扇形溶骨状破坏。

（3）MRI 表现：T_1WI 上多呈等信号，T_2WI 上多呈高信号，增强 CT 和 MRI 上病变可呈强化表现。

3. 腭鳞状细胞癌 病变向后外累及咽旁间隙；向上破坏腭骨水平板，侵入鼻腔、上颌窦和颌面深部间隙（翼腭间隙和颞下间隙）；向下可累及舌体和舌根部。

（1）CT 表现：通常表现为软组织局部增厚或肿块形成。

（2）MRI 表现：T_1WI 上多呈等信号，T_2WI 上多呈混合高信号，增强 CT 或 MRI 上病变可有强化。

4. 颊黏膜鳞状细胞癌 病变可向内侵入颞下间隙，也可破坏上颌结节和下颌骨前缘。咬肌和翼内肌常可受累。

（1）CT 表现：多为不规则形软组织肿块表现。

（2）MRI 表现：T_1WI 上呈等信号，T_2WI 上呈混合高信号，边缘不规则。

5. 上颌窦鳞状细胞癌

（1）CT 表现：多为窦腔内实性软组织肿块，窦壁多有破坏吸收甚至消失。

（2）MRI 表现：T_1WI 上多呈等信号，T_2WI 上多为不均匀高信号，在增强 CT 和增强 MRI 上，病变的实质部分可呈强化表现，坏死部分可无强化。

二、淋 巴 瘤

淋巴瘤（lymphoma）是指发生于淋巴结和结外淋巴组织的淋巴网状系统肿瘤。该肿瘤主要分为霍奇金病（Hodgkin disease）和非霍奇金淋巴瘤（non-Hodgkin lymphoma）两种类型，其中头颈部霍奇金病的发病率明显低于非霍奇金淋巴瘤。头颈部淋巴瘤在恶性肿瘤中较为常见。淋巴瘤可发生于任何年龄，但以青壮年多见。根据淋巴瘤是否累及淋巴结，可将其分为结内型淋巴瘤（nodal lymphoma）和结外型淋巴瘤（extranodal lymphoma）。霍奇金病以结内型表现为主，而非霍奇金淋巴瘤则在结内和结外均可发生。在颌面部，结外型非霍奇金淋巴瘤的好发部位依次为 Waldeyer 环（由鼻咽和口咽黏膜淋巴组织构成）、唾液腺、牙龈、腭、颊、面侧深区和颌骨等。

（一）病因病理

淋巴瘤的病因尚未完全明确，可能与遗传、免疫、环境等多种因素有关。霍奇金病在病理上多表现为淋巴结实质性增大，有包膜，病变以含肿瘤性大细胞——霍奇金细胞和里-施细胞（Reed-Sternberg cell, RS cell）为特点。非霍奇金淋巴瘤则可被分为多种亚型，如 B 淋巴细胞系和 T 淋巴细胞系等，其病理表现更为复杂多样。

（二）临床表现

1. 结内型淋巴瘤 主要表现为多发性颈部淋巴结肿大，质地较硬，可推动，无压痛或压痛不明显。

2. 结外型淋巴瘤 因发病部位不同而呈多样性表现，如溃疡、肿块、局部疼痛、出血、面颈肿胀和功能障碍等。随着病情的发展，晚期淋巴瘤患者可出现发热、全身乏力、消瘦、贫血、盗汗等症状，以及肝、脾肿大等体征。

（三）影像学表现

口腔颌面颈部淋巴瘤在影像学上有以下两种形态表现。

1. 实性肿块　这是淋巴瘤最常见的形态表现，多见于结内型和部分结外型淋巴瘤。在超声上，淋巴瘤多呈不均匀低回声表现，部分病变内可见点状或树枝状高回声区，部分可见液性暗区。在 CT 上，淋巴瘤多为均匀软组织密度。MRI 方面，淋巴瘤多表现为在 T_1WI 上的低或等信号和在 T_2WI 上的均匀高信号。在增强 CT 和增强 MRI 上，病变多为均匀强化表现，少数可无明显强化，但少有液化坏死灶显现。

2. 黏膜增厚　主要见于咽淋巴环［也称韦氏环（Waldeyer ring）］区域淋巴瘤。在影像学上，黏膜异常增厚是这一区域淋巴瘤的重要特征之一。

（1）超声检查：是评估浅表淋巴结的常用方法。在淋巴瘤的超声检查中，常表现为淋巴结肿大，形态可能规则或不规则。淋巴结的皮质会出现增厚，髓质结构变得不清晰，且血流信号丰富。这些特征有助于初步判断淋巴结是否存在异常，为进一步诊断提供依据。

（2）CT 检查：是淋巴瘤诊断中常用的检查方法，能够清晰显示淋巴结肿大的部位、大小、形态以及与周围组织的关系。在 CT 图像上，肿大淋巴结通常呈均匀的软组织密度，增强扫描时呈轻度强化。部分肿大的淋巴结可能融合成块，形成更大的肿块。此外，CT 还能较好地显示结外病变，如胃肠道淋巴瘤可见胃肠壁增厚、肿块形成等，有助于全面评估淋巴瘤的侵犯范围。

（3）MRI 检查：在中枢神经系统淋巴瘤的诊断中具有独特优势。它能够清晰显示脑实质内的占位病变，对于判断淋巴瘤是否侵犯中枢神经系统至关重要。在 MRI 图像上，淋巴瘤在 T_1WI 上通常呈等或稍低信号，而在 T_2WI 上则呈等或稍高信号。增强扫描时，淋巴瘤通常会出现明显强化，有助于与周围正常组织进行区分（图 7-25）。

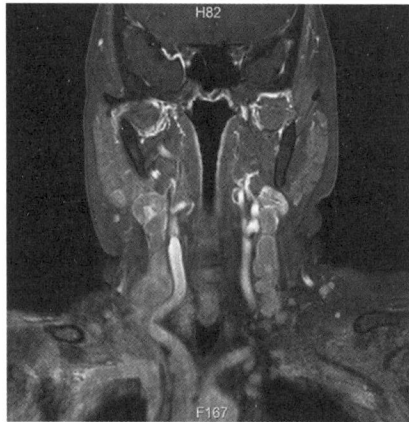

图 7-25　非霍奇金淋巴瘤

（4）PET-CT 检查：是一种结合了解剖和代谢信息的先进检查方法。它能够同时显示淋巴瘤的解剖位置和代谢活性，对于发现隐匿病灶、判断肿瘤活性及分期具有更高的准确性。在 PET-CT 图像上，淋巴瘤通常表现为高代谢区域，与周围正常组织形成鲜明对比。这种检查方法有助于医生制订更加精确的治疗计划，提高淋巴瘤的诊断和治疗水平。

三、颈淋巴结转移性肿瘤

颈淋巴结转移性肿瘤指发生于全身其他组织器官的恶性肿瘤转移至颈淋巴结；其原发部位大多来源于头颈部。部分颈淋巴结转移性肿瘤甚至无原发灶可寻。从病理类型上看，颈淋巴结转移性肿瘤主要源于头颈部鳞状细胞癌。恶性黑色素瘤、唾液腺上皮癌、甲状腺癌和间叶组织肉瘤虽也可发生颈淋巴结转移，但较为少见。鼻咽癌所致者约占 85%，其他部位恶性肿瘤所致者不足 10%。颈淋巴结转移性肿瘤多见于男性，发病年龄多大于 40 岁。

（一）病因病理

病变可为实性，亦可有液化坏死。如有包膜外侵犯，则可见其周围脂肪和肌肉组织受累，或见其与血管组织粘连。镜下见，淋巴结转移性肿瘤多从淋巴结被膜下窦开始，继而扩散至整个淋巴结。鳞状细胞癌所致转移性淋巴结内，可见有角化物位于癌细胞中。

（二）临床表现

颈淋巴结转移性肿瘤的主要表现为颈部无痛性、不活动性、质地较硬的肿块，边界不清。多数患者有原发性恶性肿瘤病史可寻。一般而言，颈淋巴结转移性肿瘤的预后不佳。双侧颈淋巴结转移性肿瘤和伴有淋巴结包膜外侵犯者的预后更差。

（三）影像学表现

口腔颌面部恶性肿瘤所致的颈淋巴结转移性肿瘤常发生于颈二腹肌组淋巴结（位于颈静脉前、外、后区的淋巴结，相当于颈Ⅱ区淋巴结）。转移性淋巴结多为圆形表现（不同于正常颈淋巴结的椭圆或扁豆形态）。多个转移性淋巴结可相互融合而呈分叶状。如肿瘤无包膜外侵犯，则边界清晰；有包膜侵犯者，则边缘模糊。通常，颈二腹肌组和下颌下组（与颈Ⅰb区相对应）淋巴结的最大直径超过1.5cm，其他部位者超过1cm即可视为淋巴结异常。在超声上，颈淋巴结转移性肿瘤多为光点分布均匀的低回声区，有时可见液性暗区（图7-26）。病变淋巴结的淋巴门结构多模糊不清。病变边缘可有点或条状血流信号。

在CT上，颈淋巴结转移性肿瘤多为软组织密度表现。MRI方面，病变在T_1WI上为等信号，在T_2WI上为高信号。在增强CT和增强MRI上，病变常有两种表现，一是均匀强化，二是病变边缘呈环形强化，中心无强化（图7-26）。

PET或PET-CT上可见转移性淋巴结有异常浓聚表现。颈淋巴结转移性肿瘤可直接侵犯颈鞘内血管（颈总和颈内动脉、颈内静脉）和神经，少数还可侵犯颈椎和颅底。判断诸恶性肿瘤（多为颈淋巴结转移型肿瘤和淋巴瘤）侵犯颈鞘内血管的征象包括：①病变与血管之间的脂肪带消失；②颈动脉和颈内静脉受压变形，或颈内静脉节段性消失；③病变包绕颈鞘血管超过180°或270°；④血管边缘模糊。总之，判断颈淋巴结转移性肿瘤的影像学依据主要有2点，一是颈淋巴结增大，二是颈淋巴结中心有液化坏死，边缘呈环形强化。

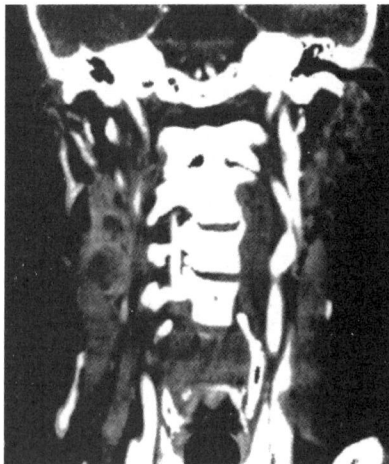

图7-26　右颈Ⅱ区淋巴结转移

医者仁心

张志愿——显微口腔外科的"攻坚者"

在口腔医学的"高精尖"领域，张志愿院士是显微外科技术的开拓者。他专注口腔颌面肿瘤治疗40年，用手术刀与显微镜结合，让无数患者重获"说话、吃饭、微笑"的权利。他牵头建立了全球最大的口腔颌面肿瘤标本库，研发出"靶向药物联合免疫治疗"新方案，将晚期患者的5年生存率提高至68%。面对患者"手术会不会毁容"的恐惧，他常说："我们的目标不仅是切除肿瘤，更要让患者有尊严地活着。"

❓ 思 考 题

1. 简述颌骨囊肿的分类及影像学表现。
2. 简述面裂囊肿的分类及影像学表现。
3. 简述成釉细胞瘤的分类及影像学表现。

本章数字资源

第八章　颌面部骨折

第一节　概　论

📋 案例导入

患者，男，22 岁，上前牙外伤后牙齿松动半小时。患者半小时前骑自行车不慎摔倒，嘴唇先着地，伤后发现牙齿松动，疼痛明显。检查：11 牙龈红肿，龈沟渗血，牙冠完整，叩痛（＋＋），松动明显。

问题：1. 患者要做哪些检查？
　　　2. 此患者的正确诊断是什么？

颌面部上、下颌骨为人体表面突出部位，在外伤中容易损伤。颌面部骨折占全身骨折的 3.2%～3.8%，通过影像学检查，可以确定骨折的部位、数量、性质等，对临床手术及预后起到重要作用。

一、骨折的基本影像学表现

1. 骨折线　在 X 线片中主要显示为低密度的裂隙状影像；骨折线宽窄的清晰度与断骨的裂开程度及是否移位有关；骨折线的边界一般都清晰而且较锐利，可呈显直线状、锯齿状或不规则状影像。上颌骨骨折易发生于其与颧骨、额骨骨缝连接处，故应与正常骨缝相区别。

2. 异常致密线　当骨折两断端移位重叠时可有此表现。

3. 游离碎骨片　多见粉碎性骨折，骨折片移位，与周围骨质有一定距离。

4. 压缩变形　上颌骨、颧骨骨折，可压迫上颌窦变形，窦腔变小。

5. 骨小梁扭曲紊乱　多见于松质骨牙槽突骨折。

6. 骨缝分离　骨缝裂开，如颧颌缝、颧额缝等。

二、骨折线片观察要点

1. 骨折的部位和数目　了解骨折线的具体部位，是单发还是多发（图 8-1）。

2. 骨折的类型　是横形、斜形、纵形、粉碎性或多种形态混合形等。

3. 骨折的移位　与外力大小、方向，肌肉牵拉方向，有无牙齿等均有关系。

4. 骨折线与牙的关系　牙及牙胚是否在骨折线上，有无牙折或病变。

5. 骨折线与营养管及正常骨缝影像的区别　骨折线一般呈直线、锯齿状或不规则状，边缘没有连续性，正常骨缝和营养管有恒定位置，为均匀线状低密度影。

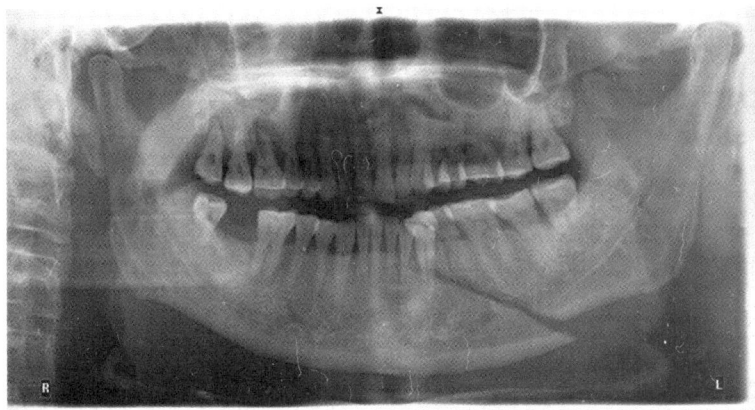

图 8-1 骨折线和骨折数目

三、骨折的愈合

随着医学的发展，骨折固定方式有所不同，组织学观察到骨折愈合类型的不同。

（一）骨折一期愈合

一期愈合也称直接愈合，当骨折达到解剖复位，骨折固定稳定，在应力作用下，骨折修复仅限于骨内，而不需要外骨痂参与。

（二）骨折二期愈合

根据骨折局部组织学特点，二期愈合过程可分为以下四个阶段。

1. 血肿形成 骨折后，断端髓腔内、骨膜下和周围软组织内出血形成血肿，并凝成血块，一般在伤后 4 ~ 5 小时形成。

2. 血肿机化 骨折后 24 ~ 48 小时，血浆渗出，炎症细胞浸润，软骨外膜增生并转化为纤维组织，与此同时，骨折断端附近骨内、外膜深层的成骨细胞在伤后短期内即活跃增生，约一周后即开始形成与骨干平行的骨样组织，由远离骨折处逐渐向骨折处延伸增厚。

3. 原始骨痂形成期 骨折 1 周后，骨内、外膜形成内外骨痂，即膜内化骨。而断端间的纤维组织则逐渐转化为软骨组织，然后钙化、骨化，形成环状骨痂和腔内骨痂，即软骨内化骨，骨痂不断加强，达到临床愈合阶段。

4. 骨痂改造塑形期 骨折 2 周后，骨样组织不断有钙盐沉积，使基质钙化，逐渐形成骨组织，骨痂改建塑形，骨髓腔再通，恢复骨的原形。

第二节 牙外伤

一、牙 脱 位

牙脱位是指由于外力使牙向𬌗面方向或根方自牙槽窝内脱出或嵌入（图 8-2）。

牙脱位的临床表现如下。牙外伤后，牙齿根据受力方向不同而向不同方向移位，可以向前、向后移位，也可以向切端或根方移位，严重时可以完全脱离正常位置而脱落。

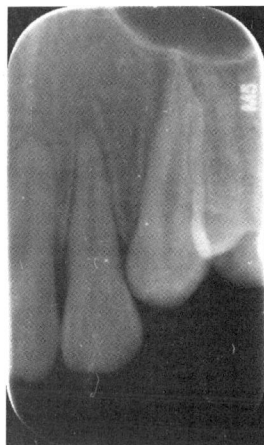

图 8-2 牙脱位

二、牙　折

由外力作用在牙冠上所致的牙齿折断，根据外力大小、方向不同，牙折的部位和程度不同。

（一）临床表现及分类

按照牙折线方向分为水平、垂直、斜行折断，按照解剖部位可分为冠折、根折和冠根联合折。X线片显示为不整齐的细线条状密度减低的影像，牙体的连续性中断。陈旧性牙折，两断面吸收变平滑，X线片显示明显整齐较宽的线状透射影像。

（二）病史询问要点

1. 牙折时间　根据牙折的时间长短，所做的治疗方法不同。
2. 根据具体情况，结合牙髓病和根尖周病的病史询问要点进行问诊。

（三）检查要点

1. 牙折的部位。
2. 牙髓是否暴露，颜色如何，有无出血。
3. 软组织是否肿胀、撕裂。
4. 牙的松动度如何。
5. 对陈旧性牙折或诊断不明确的病牙，应通过冷热诊和叩诊以检查牙髓和根尖周组织的情况。
6. 通过X线检查是否有牙槽骨折和根折，根尖孔是否形成，根尖周组织是否有病灶等。

（四）诊断要点

1. 暴力所造成的牙折，牙体已有明显折裂，辅以X线检查，诊断并不困难。
2. 后牙不完全的折裂或隐裂，通常发生在牙尖陡削内情况下，上颌磨牙的裂纹，多发生于𬌗面的近中舌侧；下颌磨牙的裂纹常与𬌗面近—远中向的裂沟方向一致。用探针插入裂隙后，加压或左右摆动可引起疼痛，叩诊折裂牙尖时，有明显疼痛；用碘酊涂布，可见色素下渗。临床表现为咀嚼痛、敏感，严重时有牙髓病或根尖周病症状。

（五）治疗原则

1. 牙髓活力尚存　外伤后不久，牙髓有活力者。
（1）牙釉质微小折裂可予以磨光。
（2）冠部折裂，牙本质暴露者，可根据其范围和症状，采用脱敏、充填或人造牙冠修复。
（3）冠部折裂，牙髓暴露，根尖尚未形成者，应尽可能采用活髓切断术，待根尖形成后再考虑牙冠的修复。
（4）冠部折裂，牙髓暴露，根尖已形成的前牙可采用牙髓切除术，然后用桩冠修复。如系后牙，可采用干髓术，再用人造牙冠修复。
（5）根折在牙颈部的单根牙，可在牙髓切除术后用桩冠修复。根折在牙颈部的后牙需要拔除。
（6）根折在牙根中部者，一般需拔除（图8-3）。
（7）根折在根尖部者，降低咬合关系后，定期复查，一般可以愈合。不能愈合的前牙和双尖牙，可采用根尖切除术（图8-4）。
（8）冠、根均折断者，应予拔除。
（9）如伴有软组织损伤及牙槽骨折断等情况，均应及时处理。
（10）根据具体情况，给予消炎、镇痛等药物。

（11）牙齿松动有保留价值者，应做钢丝结扎或夹板固定。

2. 陈旧性牙折　牙髓已坏死，常伴有根尖周病，应根据具体情况治疗，尽量保留牙齿（图 8-5）。

3. 患隐裂的后牙　可顺隐裂制洞；未穿髓者可予充填，已穿髓而髓室底尚未折裂，可行牙髓病治疗，再用人造牙冠修复。对于隐裂的牙齿，在修复时，应注意降低咬殆，以防止再折裂。

4. 牙根折裂　指既无外伤史又无龋坏，发生在后牙牙根的特殊类型折断。多为咬合力过大、牙周炎、根发育缺陷、牙内吸收等原因（图 8-6、图 8-7）。

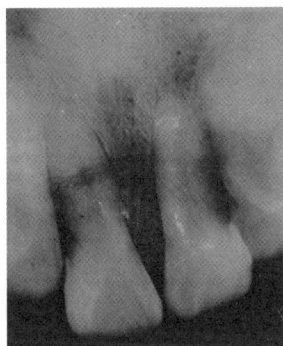

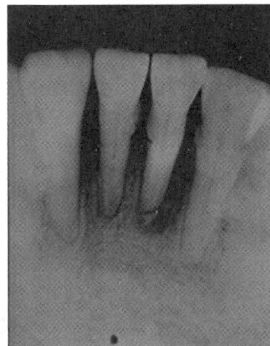

图 8-3　根中牙折　　　　图 8-4　根尖牙折　　　　图 8-5　陈旧性牙折

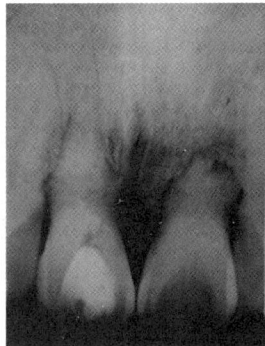

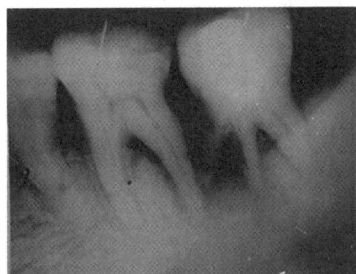

图 8-6　牙根折裂　　　　图 8-7　牙根折裂

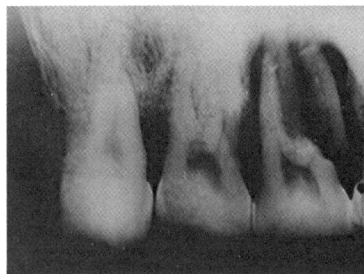

第三节　牙槽突骨折

📋 **案例导入**

　　患者，男，30岁，上前牙外伤后牙齿松动半小时。患者半小时前走路不慎摔倒，面部着地，伤后发现上前牙松动，检查：上颌前牙区（11，12，21，22）牙龈红肿撕裂渗血，牙冠完整，向内内倾，叩痛（＋＋），松动（±）。摇动一颗牙时，其他牙也随之摇动。

问题： 1. 患者要做哪些检查？

　　　　2. 此患者的正确诊断是什么？

　　牙槽突骨折以上、下颌前牙区较多见，也可上、下颌同时发生。多为牙齿、牙槽突和周围软组织合并损伤。牙槽突是支持和保护牙齿的骨组织，分为上颌和下颌牙槽突，由于骨质较疏松，容易吸收和改建。上颌牙槽突与鼻腔底和上颌窦底相邻，下颌骨较为坚厚，其牙槽突也较上颌牙槽突牢固，仅切牙区和尖牙区牙槽突内外板较薄。

（一）临床表现

牙槽突骨折可以是线型的，也可以是粉碎性的，有时为单纯的外骨板或内骨板折断，有时是一段牙槽骨完全折断。常伴有牙齿损伤（牙折或牙脱位），以及软组织撕裂。摇动伤区 1 个牙时，骨折牙槽段上几个牙整体移动，可致咬合关系错乱。

（二）影像学表现

牙片、曲面断层片、锥形束 CT 均可显示骨折位置，曲面断层片因颈椎重叠影像的遮挡，有时会诊断不明确，锥形束 CT 可更好地显示牙槽突局部骨折（图 8-8、图 8-9、图 8-10）。

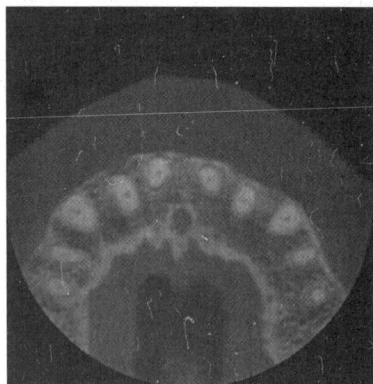

图 8-8　上颌牙槽突骨折

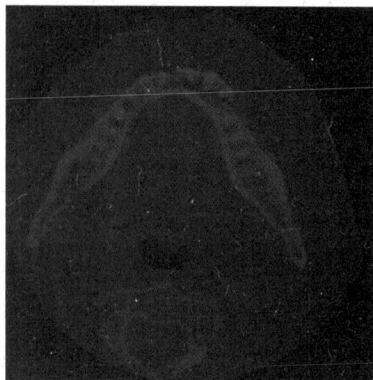

图 8-9　下颌牙槽突骨折

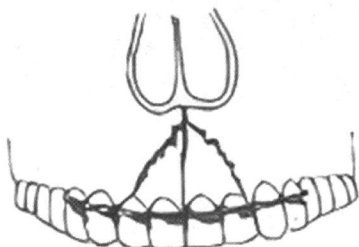

图 8-10　牙槽突骨折固定

第四节　下颌骨骨折

📋 案例导入

患者，男，22 岁，1 小时前骑自行车不慎发生车祸，伤后面部肿胀疼痛，上、下牙齿不能咬合，前来就诊。检查：患者左下颌区肿胀，触压痛明显，口腔内牙龈撕裂，咬合错乱，牙齿松动（45，46），下颌骨运动异常。

问题：1. 患者要做哪些检查？

　　　2. 患者的正确诊断是什么？

下颌骨位于面下 1/3，位置较突出，是颌面部容易损伤的部位，骨折时会出现软组织肿胀、疼痛、出血和功能障碍等症状，由于下颌骨的解剖生理特点，骨折时有一些特殊的临床表现。

一、临床表现

1. 骨折段移位　下颌骨骨折后，有多种因素可以影响骨折段的移位，其中以咀嚼肌对颌骨的牵拉为主要原因，其他因素还有外力的方向、骨折的部位、骨折线的方向和骨折段上是否有牙存留等。不同部位骨折后的移位情况是不相同的，容易发生骨折的位置有正中颏部、颏孔区、下颌角、髁状突等（图8-11）。

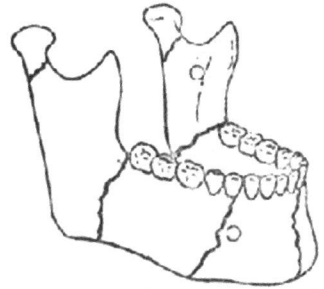

图 8-11　下颌骨易发骨折部位

2. 咬合错乱　咬合错乱是颌骨骨折中最常见和最有特点的体征。下颌骨骨折后，骨折段多有移位，有时即使只有轻度移位，也可出现咬合错乱。在正常情况下，人们的上、下颌牙都有一定的咬合关系。而在颌骨骨折的患者则失去了原有的咬合关系，自觉症状是牙咬不上、咬合无力或咬合疼痛。客观检查则发现咬合错乱，多数牙无接触关系或咬不住置于上下牙间的压舌板。

3. 牙龈及黏膜撕裂　下颌体部的骨折常致骨折处的牙龈和黏膜撕裂，而成为开放性骨折，并可伴发牙折、牙挫伤、牙脱位或牙缺失。骨折线两侧的牙常发生移位。

4. 骨折附近软组织出血或肿胀　骨折时均伴有局部出血，血液可从与骨折相通的面部伤口或口内牙龈撕裂处流出，也可积聚在组织内形成血肿。下牙槽血管如发生断裂，血液可渗至口底组织内，形成口底血肿。

5. 感觉异常　下颌骨骨折后，可因骨折端活动或摩擦发生疼痛。如伴发下牙槽神经损伤或断裂，则出现同侧下唇麻木。

6. 骨折段异常动度　下颌骨虽是可以活动的骨骼，但在正常情况下，是全下颌骨整体和协调的生理运动。当下颌骨骨折后，则可出现分段的不协调的异常动度，尤其在检查时容易发现。同时，可能检查出骨折端间的异常摩擦感、摩擦音或骨断端形成的台阶。

7. 功能障碍　下颌骨骨折患者可出现张口受限，影响咀嚼、吞咽和呼吸等功能。由于疼痛、骨折段移位和咬合错乱，限制了正常的下颌骨运动，影响咀嚼、进食和吞咽。再因局部水肿、血肿和涎液增多等，可影响正常呼吸，严重者可发生呼吸道梗阻。

二、影像学表现

1. 颏部骨折　下颌骨正中颏部骨折，可以是单发的、双发的线形骨折或粉碎性骨折。在单发的正中颏部线形骨折时，由于骨折线两侧肌的牵拉力量相等，方向相对，常无明显移位或不发生移位（图8-12）。若为颏部双发骨折，两骨折线之间的颏骨折段可因颏舌骨肌、颏舌肌、下颌舌骨肌和二腹肌前腹的牵拉而向后下移位（图8-13）。若为颏部粉碎性骨折或伴有骨质缺损，则两侧骨折段由于下颌舌骨肌的牵引而向中线方向移位，下颌骨前端变窄。后两种情况，都可使舌后退，有引起呼吸困难，甚至发生窒息的可能，应特别注意。

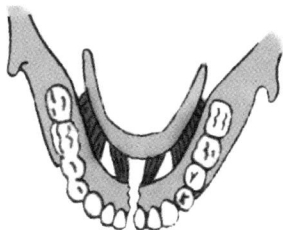

图 8-12　颏部单发骨折　　　图 8-13　颏部双发骨折

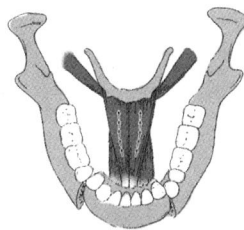

2. 颏孔区骨折　相当于将下颌骨分成大小不等的前后两段。前段骨折段与健侧下颌骨保持连续性，由于受降颌肌群的牵拉，向下、后方移位，同时也受对侧翼外肌的作用而微偏向患侧；后骨折段因受所附升颌肌群的牵拉而向上移位，同时也受翼外肌的作用而稍向内偏移，如上、下颌都有牙，则向上移位至上、下牙接触为止。这样，在临床上就表现出咬合错乱。但是，骨折段的移位有时还与骨折线的方向和倾斜度有关，如骨折线方向与肌牵拉方向相抵触，则骨折段移位受阻，而不发生移位。上述颏孔区骨折的移位特点，可以代表尖牙区、前磨牙区和磨牙区下颌骨体部骨折后两骨折段的移位情况。如为双侧颏孔区骨折，两侧后骨折段因受升颌肌群牵拉，向上方移位，而两骨折线之间的前骨折段则受降颌肌群的牵拉，而向下后方移位，使颏部明显后缩，舌体也随之后退而影响呼吸。

3. 下颌角部骨折　使下颌骨分成前长后短的两个骨折段。如果骨折线在下颌角或其稍上方，前后两骨折段都有咬肌和翼内肌附着，则可不发生移位（图 8-14）。若骨折线在升颌肌群附着处之前，则前骨折段受降颌肌群的牵拉，向下后移位；而后骨折段因升颌肌群的牵拉，则向上内侧移位（图 8-15）。

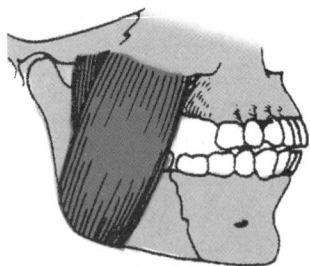

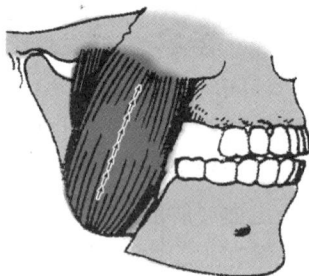

图 8-14　下颌角部骨折（无移位）　　图 8-15　下颌角部骨折（移位）

4. 髁状突骨折　多发生于它的颈部。骨折后的髁状突，常因其所附着的翼外肌的牵拉而向前内方移位（图 8-16）。同时，下颌升支部受咬肌、翼内肌和颞肌的牵拉而向上移位，使健侧牙及前牙形成开𬌗。双侧髁状突发生骨折时，两侧同时有骨折段移位，开𬌗更为明显。

5. 多发骨折　下颌骨发生多发骨折时，骨折段的移位常无一定的规律。有肌附着的骨折段一般向肌牵拉方向发生移位（图 8-17、图 8-18）；无肌附着或原附着的肌也损伤断裂，则骨折段常随外力方向或重力发生移位（图 8-19、图 8-20），尤其在火器性损伤造成粉碎性骨折时更是如此。

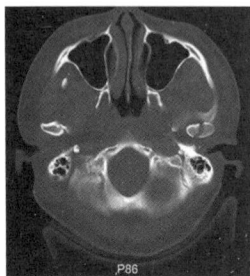

图 8-16　髁状突骨折　　图 8-17　多发性骨折　　　　图 8-18　多发性骨折

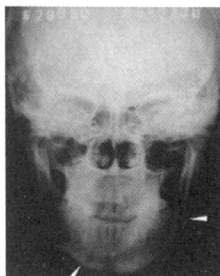

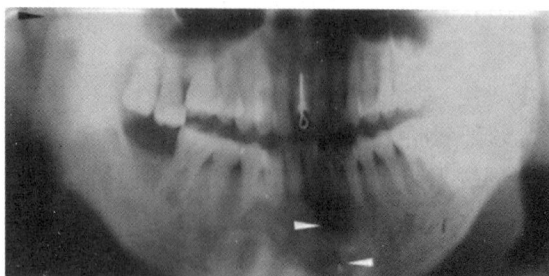

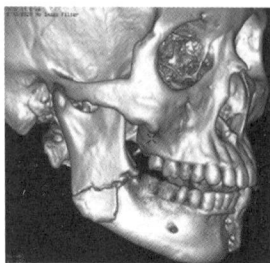

图 8-19　下颌骨骨折　　图 8-20　下颌骨骨折游离碎片

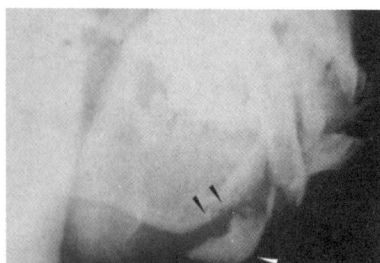

三、临 床 诊 断

根据外伤史、临床表现、影像学表现作出诊断，对应相应治疗。

第五节 上颌骨骨折

📋 案例导入

患者，男，32岁，1小时前开车不慎发生车祸，伤后面部肿胀疼痛，上、下牙齿不能咬合，前来就诊。检查：患者左侧眼睑淤血，面部肿胀，左上唇麻木，口腔内左上颌牙龈撕裂，咬合错乱，左侧后牙早接触。

问题：1.患者要做哪些检查？
2.患者的正确诊断是什么？

上颌骨骨折指上颌骨在遭受来自正前方或侧方的打击力时，可能发生骨折。上颌骨位于人体面中部的中央，位置较为显著，是面中部容易发生骨折的部位之一（图8-21、图8-22）。

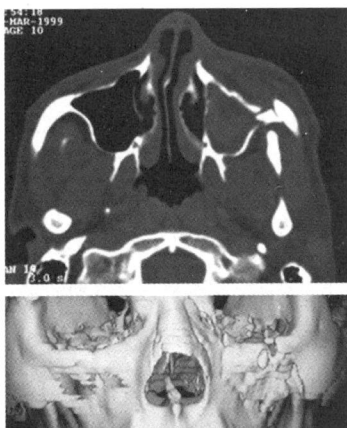

图8-21 上颌骨骨折　　　图8-22 上颌骨骨折（头颅）

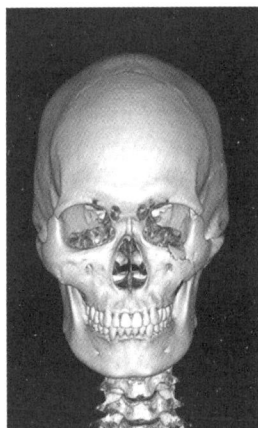

一、临 床 表 现

1.骨折段移位 有异常动度，上颌骨肌肉附着为表情肌，较薄，力量小，因此骨折移位主要是和受力方向相关，而肌肉牵拉影响较小。

2.咬合错乱 因骨折移位，上、下颌牙齿咬合移位。

3.面部肿胀、畸形 骨折波及上颌窦可引起鼻出血。

4.眶周皮下淤血 骨折波及眶底，可引起眼球运动障碍、复视（图8-23）。

5.面部、上唇麻木 骨折在眶下孔位置，骨片压迫眶下神经，引起麻木（图8-24）。

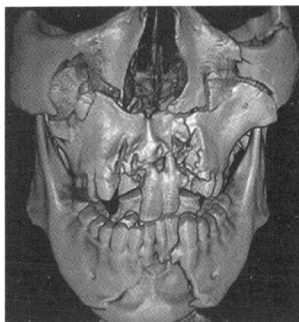

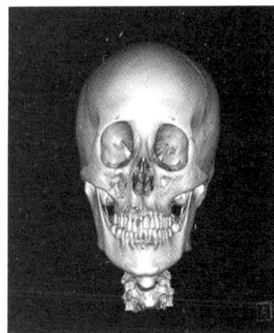

图8-23 眶底骨折　　　图8-24 骨片压迫眶下神经

二、影像学表现

根据骨折部位不同分为三型（图 8-25）。

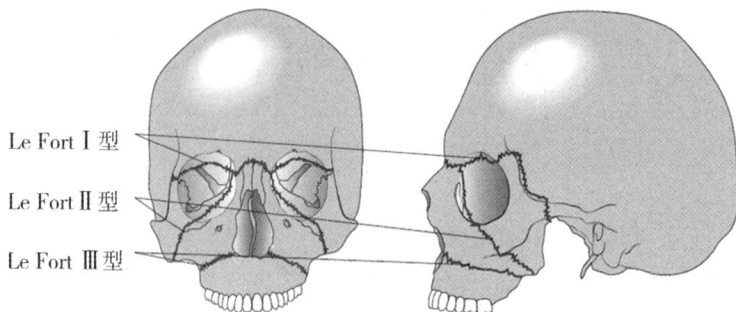

图 8-25   上颌骨骨折分型

1. Le Fort Ⅰ型   即牙槽突基部水平骨折，骨折线经梨状孔下缘、牙槽突基部，绕颧牙槽嵴和上颌结节向后至翼突。

2. Le Fort Ⅱ型   即上颌中央锥形骨折，骨折线从鼻根部向两侧，经泪骨、眶下缘、颧上颌缝，绕上颌骨外侧壁向后至翼突。

3. Le Fort Ⅲ型   即高位水平骨折，骨折线经鼻额缝，横跨眼眶，再经颧额缝向后下至翼突，形成颅面分离。

三、临 床 诊 断

根据病史、临床表现、影像学表现作出诊断。

第六节   颧骨、颧弓骨折

颧骨颧弓是面中部的重要骨骼，其位置突出，受到外力撞击容易发生骨折，一般伴发上颌骨骨折。

一、临 床 分 类

1. 无移位骨折。
2. 颧弓骨折。
3. 颧骨向内下移位，不伴转位。
4. 向内转位。
5. 向外转位。
6. 复杂性骨折。

二、临床表现及影像学表现

1. 颧骨、颧弓骨折后骨折块移位   方向主要取决于外力作用的方向，多发生内陷移位。在伤后早期，可见颧面部凹陷。随后，由于局部肿胀，凹陷畸形并不明显，易被误认为单纯软组织损伤。待数日后肿胀消退，又出现局部塌陷（图 8-26、图 8-27）。

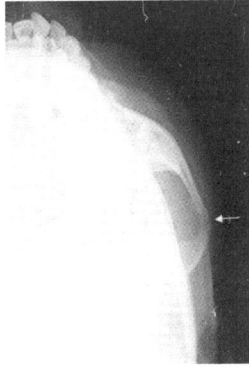

图 8-26　正常颧弓　　　　图 8-27　颧弓骨折

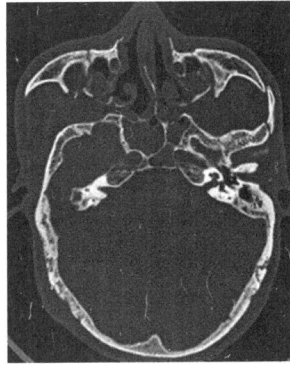

2. 张口受限　由于骨折块发生内陷移位，压迫颞肌和咬肌，阻碍喙突运动，导致张口疼痛和张口受限（图 8-28）。

3. 复视　颧骨构成眶外侧壁和眶下缘的大部分，颧骨骨折移位后，可因眼球移位、外展肌渗血和局部水肿，以及撕裂的眼下斜肌嵌入骨折线中，限制眼球运动等原因而出现复视（图 8-29）。

4. 瘀斑　颧骨眶壁有闭合性骨折时，眶周皮下、眼睑和结膜下可有出血性瘀斑。

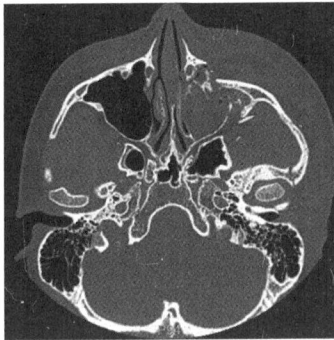

图 8-28　颧骨骨折　　　　图 8-29　颧骨骨折

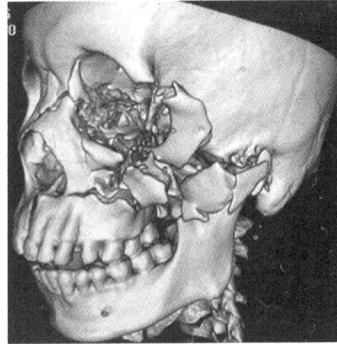

❓ 思 考 题

1. 观察骨折片的要点有哪些？
2. 简述上颌骨骨折的分类。
3. 下颌骨骨折的好发部位有哪些？

本章数字资源

第九章　颞下颌关节疾病、系统性疾病在口腔颌骨表现

第一节　颞下颌关节紊乱病

📋 **案例导入**

患者，女，42 岁，张口后无法闭合伴左侧耳前区疼痛 1 小时。现病史：进食大笑后突发左侧下颌运动障碍，伴关节区疼痛。查体：左侧颞下颌关节区凹陷，触诊有空虚感，下颌前伸并向右侧偏斜，张口度＞4cm（无法自主闭合），左侧关节囊压痛（＋＋），咬合关系紊乱，双侧颞肌紧张。X 线片示左侧髁突脱位至关节结节前上方。

问题：1. 患者可能的诊断是什么？
　　　2. 如何进行鉴别诊断？

颞下颌关节紊乱病的发生率较高，有研究显示 70% 的人一生中至少发生过一次，女性为高发人群，在年轻人中 13 ～ 35 岁是高发年龄段，最主要的表现为关节区或面部的疼痛、张口度的减少、关节响声、关节绞索卡住、关节功能受限（最主要就是咀嚼食物疼痛）。因为这个病有自限性，就是发展到一定程度会自我限制发展，很多人慢慢自我恢复，或者慢慢习惯也就不太关注。但有些患者发展到一定程度，就需要专业医疗人员进行干预。

一、病　　因

1. 精神因素　精神压力大，精神紧张，或者压力大的时候人往往会不由自主的表现出耸肩和紧咬牙，这样肩颈肌和咀嚼肌都会紧张，颞下颌关节和颈椎可以算同一系统，都会发生相关的问题。

2. 𬌗因素　𬌗干扰、牙尖早接触、锁𬌗、深覆𬌗等都会引起颞下颌关节紊乱疾病。

3. 免疫因素　经研究表明，颞下颌关节紊乱疾病与自身免疫反应有密切关系。

4. 关节负荷过重　颞下颌关节是负重关节，单侧咀嚼或每次咀嚼尤其是咬硬物都可以理解为是一次轻微的磨损，长期单侧咀嚼势必加重一侧关节的负荷，引起关节软骨退变和单侧咀嚼肌负担加重。

5. 关节解剖因素　随着人类的进化，关节面变低，髁突变小等都是引起颞下颌关节紊乱疾病的因素。

二、临　床　分　类

1. 咀嚼肌紊乱疾病　包括肌筋膜痛、肌炎、肌痉挛、肌纤维变性挛缩及未分类的局限性肌痛。此类

疾病为关节外疾病。

2. 结构紊乱疾病　为关节正常有机结构关系的异常改变，包括关节盘各种移位（可复性盘前移位、不可复性盘前移位、关节盘旋转移位及关节盘内、外移位等），关节囊扩张及关节盘各附着松弛或撕脱等。在关节囊扩张、松弛、关节盘附着松弛或撕脱的病例中，常伴有关节半脱位。在由可复性盘前移位发展为不可复性盘前移位的过程中，常常存在中间状态，临床表现为开口过程中反复发生的暂时性锁结，关节盘不能恢复正常位置。单纯此类疾病 X 线检查应无骨性关节结构的退行性改变，但可同时伴有轻、中度骨关节病样改变。

3. 关节炎症性疾病　包括滑膜炎和关节囊炎，可分为急性及慢性。临床表现为关节局部疼痛，并随功能活动而加重，特别是随向上、后方的关节负重压力和触压诊而加重；此类病例影像学检查应无骨关节病及结构紊乱改变；但可同时伴有或继发于骨关节病及结构紊乱。

4. 骨关节病　根据病因及临床情况可分为原发性骨关节病和继发性骨关节病。临床表现有关节局部酸胀或疼痛、关节弹响和下颌运动障碍。疼痛部位可在关节区或关节周围，并可伴有轻重不等的压痛。关节酸胀或疼痛尤以咀嚼及张口时明显。弹响在张口活动时出现。响声可发生在下颌运动的不同阶段，可为清脆的单响声或碎裂的连响声。

三、影像学表现

1. X 线片　关节薛氏位和髁状突经咽侧位 X 线片可发现有关节间隙改变和骨质改变，如硬化、骨破坏和增生、囊样变等，对比开口和闭口两个不同状态时髁状突的位置，可以了解关节的运动状态（图 9-1、图 9-2）。

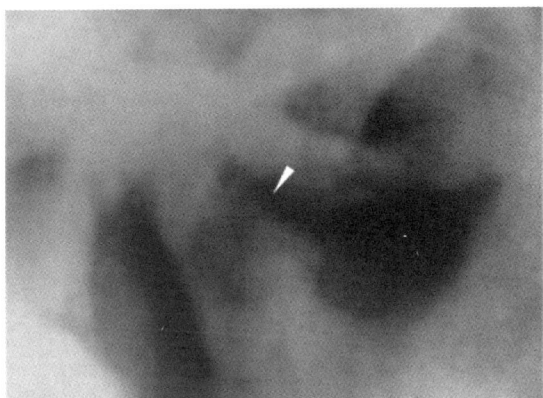

图 9-1　骨破坏

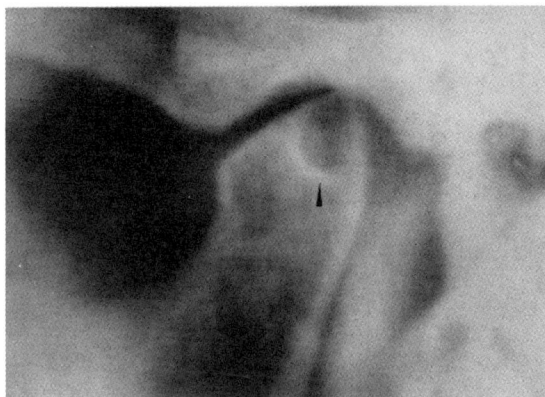

图 9-2　骨囊性变化

2. 锥形束 CT　分辨率很高，可以发现关节硬组织的细微结构变化，对关节病的诊断很有意义。

3. MRI　通过高分辨率的 MRI 图像，可以判断关节盘和肌肉等软组织的情况，为诊断颞下颌关节紊乱病提供重要的信息。

第二节　颞下颌关节强直

颞下颌关节和关节周围及颌间部位，由于纤维瘢痕或骨性粘连，致使下颌骨运动障碍或下颌骨不能运动，称颞下颌关节强直。

一、临 床 分 类

1. 真性关节强直　病变累及关节本体，使髁状突与关节凹之间形成纤维性或骨性粘连，使关节失去活动功能。

2. 假性关节强直 口颊部或上下颌间组织，由于瘢痕粘连将颌骨挛缩在一起，致开口困难，但关节本体结构正常。

3. 混合性关节强直 同时存在关节内的关节外病变的关节强直。

二、临床表现

颞下颌关节强直的共同特点是关节固定，开口困难，进行性加重甚至完全不能张开，牙关紧闭，其严重程度与病变类型、病程有关，患者由于下颌骨运动功能完全丧失，进食困难，仅能借磨牙后间隙及牙间隙挤吸碎软食物，影响咀嚼功能、口腔清洁及机体发育，引起下颌部发育畸形、咬合错乱、髁状突活动度消失等。

如果没有髁突生长停滞或组织丢失，关节强直不会伴有面部非对称畸形，这时有诊断意义的特点包括：在单侧不完全强直时，张口时颏部中线偏向患侧，这是因为对侧髁突下降或前行滑动，而患侧髁突相对不动造成的；用双手示指放入外耳道或耳屏前，令患者张闭口，可检查到患侧髁突的动度明显减低或丧失，X线检查通常有阳性发现，如关节结构不清，髁突及关节间隙位置被较大的不规则 X 线不透光区所占据。

如果关节强直伴有生长停滞或组织缺失，则临床畸形明显，单侧病变时，在闭口位颏部中线偏向患侧；如患者能轻度张口，下颌偏向患侧的现象更为明显；患侧因升支短小而嚼肌显得比对侧丰满，角前切迹比对侧加深，双侧时显示颏部后缩明显，面下 1/3 短小，可检查到患侧髁突的动度明显减低或丧失，X 线片显示的下颌骨畸形也很明显，髁突颈粗大，喙突增大增长，升支短小，增长的下颌角与加深的角前切迹形成明显对比。

三、影像学表现

1. 纤维性关节强直 X 线片显示关节间隙模糊不清并变窄，解剖结构紊乱，髁突和关节窝的表面呈不规则破坏（图 9-3）。

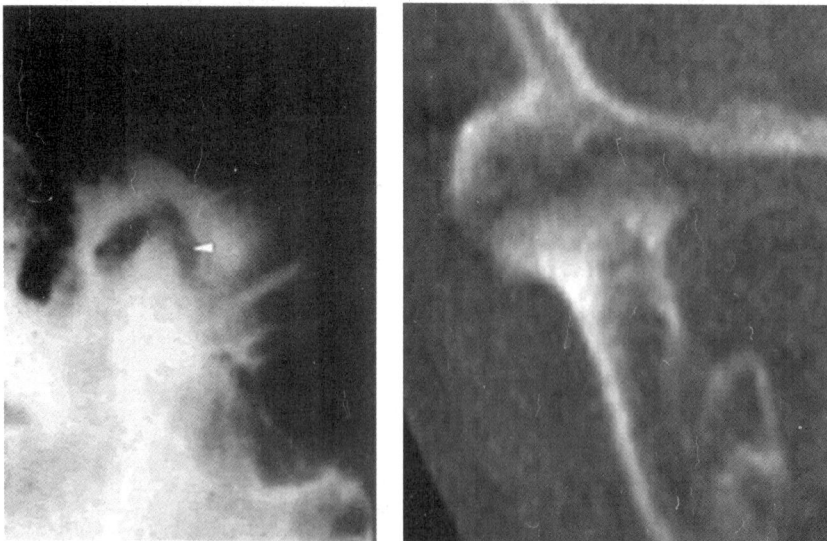

图 9-3　纤维性关节强直

2. 骨性关节强直 X 线片显示关节间隙完全消失，髁突与关节窝骨质融为一体，为一致密的团块状影像，病变广泛者，髁突及其颈部与颧弓、颅底粘连，冠突与上颌结节粘连，下颌切迹变窄或完全消失。下颌升支变短，可出现角前切迹（图 9-4）。

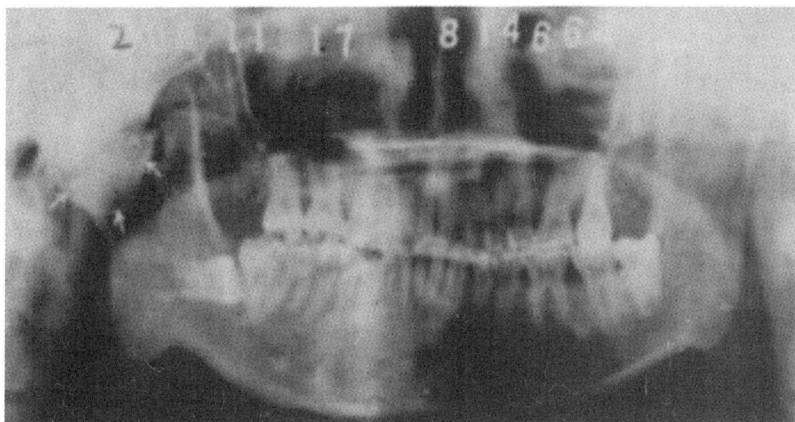

图 9-4　右侧关节骨性强直

第三节　颞下颌关节脱位

一、急性前脱位

急性前脱位好发于女性。患者表现为不能闭口，前牙开𬌗，下颌中线偏向健侧，后牙早接触。双侧脱位患者语言不清，唾液外流，面下 1/3 变长。检查可见双侧髁突突出于关节结节前下方，喙突突出于颧骨之下。关节区与咀嚼肌疼痛，特别在复位时明显。急性前脱位很容易诊断，多出现在大张口运动或下颌在张口时受到外伤时，关节囊明显松弛以及肌肉运动不协调也可出现。X 线片显示髁突位于关节结节前上方。

二、复发性脱位

复发性脱位为反复出现急性前脱位的症状，患者不敢张大口。复位较容易，患者可自行手法复位。复发性脱位有反复发作的病史，老年人、重病患者更易发生。关节造影可见关节囊松弛，关节盘附着撕脱。关节 X 线片除表现为关节前脱位外（图 9-5），髁突、关节结节变平。

三、陈旧性脱位

陈旧性脱位的临床表现与急性前脱位相似，但颞下颌关节和咀嚼肌无明显疼痛，下颌有一定的活动度，可进行开闭口运动。陈旧性脱位病程长，无牙颌患者、婴幼儿、重病患者易发生。关节 X 线片可见髁突位于关节结节前上方（图 9-6）。

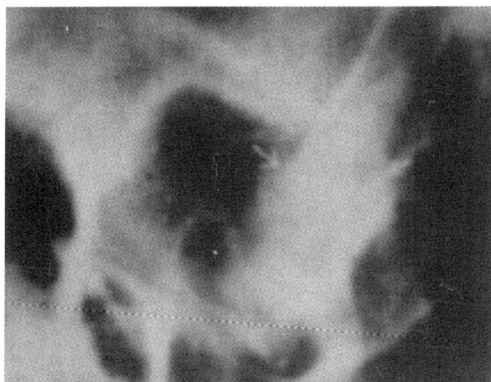

图 9-5　关节前脱位

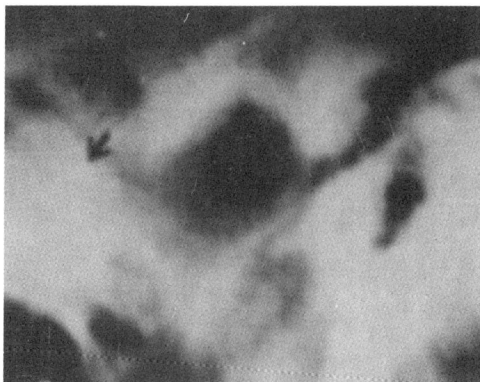

图 9-6　髁突位于关节结节前上方

第四节　系统性疾病在口腔颌骨的表现

一、糖　尿　病

糖尿病（diabetes）是因胰岛素不足所引起的以糖代谢紊乱、血糖升高为主的慢性疾病。

（一）临床表现

未经控制的糖尿病可有牙周炎、舌肿大及腮腺无痛性、弥漫性肿胀等。

（二）影像学表现

对于未控制的糖尿病患者，牙周炎有很高的发病率，常可见牙槽骨吸收。而对于未能控制的青年糖尿病患者，有时可见牙槽骨破坏甚快，可累及全部牙或个别牙牙槽骨，破坏明显，牙残存于软组织中。此外，严重糖尿病患者可有骨质疏松，以躯干骨为主，其真正原因尚不清楚（图9-7）。

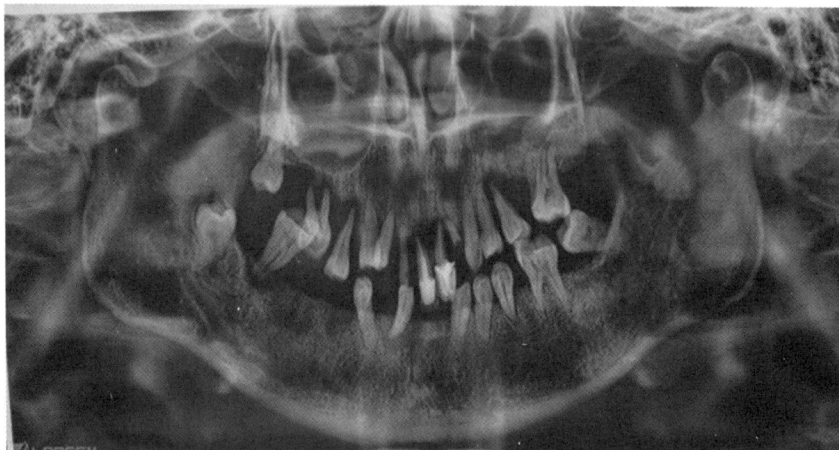

图 9-7　糖尿病

二、白　血　病

白血病（leukemia）的特征为进行性、过度生成白细胞，并通常以不成熟的白细胞形式出现于循环血液中。由于白细胞或其前期细胞以不协调的、独立的方式进行增殖，特别是由于该病常可导致死亡，一般将白血病认为是一种造血系统的真性恶性肿瘤。

（一）临床表现

白血病分为急性和慢性两类。急性白血病又分为急性成淋巴细胞性白血病和急性非成淋巴细胞性白血病。慢性白血病又分为慢性粒细胞性白血病和慢性淋巴性白血病。急性成淋巴细胞性白血病主要见于儿童，特别是3～5岁儿童，也可发生于青少年，较少见于成人。急性非成淋巴细胞性白血病可发生于任何年龄，而且是成年人中最常见的急性白血病。慢性粒细胞性白血病可发生于任何年龄，最常见于45岁左右的成年人，而10岁以下者少见，无明显性别差异。慢性淋巴性白血病为一种老年性病，约75%的病例在诊断时的年龄平均为60岁。男性为女性的2～3倍。白血病时骨骼受累的临床及X线片表现，成人一般均少于儿童。

有研究数据显示，约38%的急性白血病患者存在特殊的口腔表征，而约4%的患者在诊断为白血病时即存在明显的口腔改变。最常见的口腔表现为自发性出血或瘀斑，其次为黏膜溃疡或牙龈普遍增生。此外，尚可有牙龈坏死及牙痛、牙松动等。急性白血病比慢性白血病口腔表征明显。急性非淋巴细胞性白血病最常见的口腔表现为渗出、瘀斑及血肿。此外，尚可存在牙龈增生、发红及疼痛。

（二）影像学表现

慢性白血病的骨与关节的改变比急性白血病少而且轻。有作者报道，儿童白血病病例中50%～70%可发现骨受累X线征，而成人病例仅为10%。这些骨损害并不表明转移，而是骨髓成分肿瘤性生长所致的原发性骨损害。急性白血病的X线改变如下。

1.骨质疏松　骨量减少。

2.儿童白血病的特点　可见对称性干骺端带状透亮区，最常见于骨生长迅速的部位，如股骨远端、胫骨近端等。

3.溶骨性破坏　长骨和扁骨均可见到单发或多发的透射性病损。颅骨受累较少，但可表现为骨破坏。由于颅内压增高，在婴幼儿可见颅缝增宽或分离。年长患者则很少见到颅缝分离或增宽。儿童颅骨破坏可表现为圆形、卵圆形、大小不等、边缘模糊的密度减低区。

4.骨膜炎　伴随溶骨破坏，可出现骨膜反应，长骨多见。

5.骨硬化　较少见。如若存在，则在长骨干骺端表现明显。

6.颌骨　常无X线改变。当颌骨受累时，可表现为均匀一致的骨质疏松并导致骨密度减低和骨硬板消失。

此外，尚可见牙周炎样的牙槽骨丧失。简单的拔牙可导致广泛的骨髓炎。未萌出牙的牙囊壁丧失，类似甲状旁腺功能亢进样的改变。有报道可见牙囊和骨硬板破坏，牙移位及牙槽骨密度的改变。牙囊破坏为最常见表现。在儿童急性白血病缓解期，牙槽骨破坏的X线片表现和临床表现之间有高度相关关系。也有作者报道在儿童急性成淋巴细胞性白血病，出现磨牙区的不规则透影区，骨硬板消失，磨牙根吸收呈铅笔尖样改变，并存在牙移位。

三、佝偻病和骨软化症

维生素D缺乏引起钙磷代谢紊乱，骨样组织钙化不良，导致骨骼生长障碍，在儿童时即骨骺尚未联合以前发病的称佝偻病（rickets）；在骨骺板已闭的成人中则发生骨钙化障碍，引起骨软化症（osteomalacia）。

（一）临床表现

佝偻病患儿不满6个月大时可出现躁动、抽搐和痉挛等表现，之后可出现腕关节和踝关节肿胀、颅骨软化、囟门关闭延迟、前额突起、身材矮小、鸡胸畸形、串珠肋等表现，牙发育迟缓、萌出迟缓，颌骨软化导致牙齿移位、咬合紊乱，牙釉质和牙本质发育异常，呈灰黄色。

骨软化症见于成年人，女性患者多见骨盆畸形、骨软化和变形，可有骨痛和肌无力表现，有特殊的鸭步跛行步态，可发生青枝骨折，牙的畸形较少见，可发生严重的牙周炎。

（二）影像学表现

佝偻病的颌骨改变常发生于肋骨和长骨改变之后，颌骨骨密质结构变薄，甚至消失，如下颌骨下缘、下颌管骨壁、牙囊的白线样结构、骨硬板等，颌骨的骨小梁数目减少、密度减低、形态变细，导致颌骨密度减低，牙失去了骨支持。牙釉质发育不全，牙本质变薄，乳牙髓腔变大，牙周间隙变窄，牙萌出迟缓。骨软化症的假性骨折很少发生在颌骨，颌骨也较少发生改变，但是有时曲面体层可见颌骨密度减低，根尖片可见骨小梁粗糙。牙发育已在骨软化症发生之前完成，因此，牙形态不受影响。长期的骨软化症可造成骨硬板变薄。有时需要与甲状旁腺功能亢进症相鉴别，结合临床表现有助于鉴别诊断。

四、朗格汉斯细胞组织细胞增生症

朗格汉斯细胞组织细胞增生症（Langerhans cell histiocytosis）又称组织细胞增生症 X 或单核 – 吞噬细胞增生症，包括嗜酸性肉芽肿（eosinophilic granuloma）、汉 – 许 – 克病（Hand–Schüller–Christian disease）和莱特勒 – 西韦病（Letterer–Siwe disease）。

（一）临床表现

1. 嗜酸性肉芽肿　又称为局限性朗格汉斯细胞组织细胞增生症，可发生于任何年龄，但以 5 ～ 10 岁男性儿童最为多见。为组织细胞增生症预后最好的一种。病变多发生于骨内，但软组织亦可发生。颅骨最常受累，其次为肋骨、脊柱、锁骨、骨盆及股骨等。可以单骨单处发病，也可以多骨多处发病。内脏器官很少受累。单骨单发病变可以发展为多骨多处受累。亦有患者可发展累及内脏器官而转化为慢性弥漫性朗格汉斯细胞组织细胞增生症。有学者认为，如病变保持单骨单发 12 个月以上，则一般不再发生其他病变。

骨嗜酸性肉芽肿一般无全身症状。病变多发时，可有低热、食欲缺乏及体重减轻等。颅骨有病损时，局部可扪及波动感，并可见有软组织肿块。颌骨受累时，受累部位常发生肿胀、疼痛。牙槽骨受累时，常可见牙龈肿胀、溃疡、牙槽骨骨质缺损、牙齿松动、脱落，合并感染时可有牙龈出血等。

2. 汉 – 许 – 克病　又称为慢性弥漫性朗格汉斯细胞组织细胞增生症，主要发生于 2 ～ 6 岁儿童，少数发生于青壮年。男性多于女性。本病为全身性疾病，除可累及骨骼外，常可累及肝、脾、肺等内脏器官及皮肤和淋巴结等，其典型表现为颅骨缺损、尿崩症及突眼征，即所谓"三联征"。但临床上表现为三者皆存在者仅占本病的 10% 左右。骨骼受累与嗜酸性肉芽肿相似，亦以扁平骨最易发生。颅骨为最好发部位，其次为颌骨、盆骨、肋骨及脊柱等，长骨亦可受累。本病一般发病缓慢，在朗格汉斯细胞组织细胞增生症中预后中等，少数患者可以急性恶化而发展为莱特勒 – 西韦病。颅骨受损时，局部出现软组织肿块，可扪及骨质缺损边缘及波动。颌骨受损时，可于局部出现肿块、牙松动、牙龈肿胀、溃疡等。部分患者可出现肝、脾、淋巴结肿大及皮疹。

3. 莱特勒 – 西韦病　又称为急性弥漫性朗格汉斯细胞组织细胞增生症，主要发生于 2 岁以下的婴幼儿，男性较多见。本病发病急剧，病势凶险，为朗格汉斯细胞组织细胞增生症中预后最差的一种。可以广泛累及内脏器官如肝、脾、肺，以及骨骼、黏膜、皮肤和淋巴结。

患儿一般均有严重的全身症状。多有持续发热，早期出现皮疹，可持续发展，也可间歇性出现。约半数患儿由于感染及肺间质性浸润而致咳嗽、气急。常有明显的肝脾及淋巴结肿大。有的患儿可有骨质破坏。口腔临床表现主要为牙龈广泛肿胀、乳牙松动、出现"漂浮征"等。由于此病全身症状严重，很少首先到口腔医院就诊。

（二）影像学表现

朗格汉斯细胞组织细胞增生症主要 X 线片表现是骨骼系统的损害，颅骨为最好发生病理损害的部位，其次为颌骨等。部分患者可累及股骨等长骨。汉 – 许 – 克病和莱特勒 – 西韦病常累及肺。

1. 颅骨改变　局限性、弥漫性朗格汉斯细胞组织细胞增生症均可引起颅骨损害，多表现为穿凿样骨质缺损，可以单发，亦可多发。最常累及额骨，其次为顶骨及枕骨。颅骨病变常由板障开始，逐渐造成内、外板破坏。多数小的病损可以增大、融合成较大的不规则骨缺损区，呈"地图样"破坏改变。颅骨病变一般无骨硬化，有的患者可出现轻度硬化边缘。在汉 – 许 – 克病患者尚常可见眶骨破坏，可为单侧眶骨破坏，亦可为双侧眶骨均受累，眼眶扩大。少数汉 – 许 – 克病患者可有蝶鞍破坏。

2. 颌骨改变　颌骨病损以下颌骨多见。可以单发于颌骨，也可伴有颅骨损害。颌骨病变 X 线片表现可分为牙槽突型及颌骨体型两类。牙槽突型病变在局限性或弥漫性患者中均较多见，但在弥漫性患者中更为常见。颌骨体型病变则在局限性患者中较为多见，而在弥漫性患者中相对较少。

　　牙槽突型病变从牙槽突开始，沿牙槽突破坏骨质，类似牙周病样骨质吸收改变。骨质破坏可以仅累及个别部位，也可上、下颌牙槽突均受累。其中破坏严重者，牙完全埋没于软组织中，可明显移位，呈现"漂浮征"。有的患者由于骨质破坏广泛、边缘模糊、界限不清，颇似恶性肿瘤的颌骨破坏改变。颌骨体型病变开始于下颌体内，可以向上发展累及牙槽突骨质，破坏严重时，亦可使牙呈现"漂浮征"；病变亦可向下或向后发展，破坏下颌骨下缘或升支后缘骨质。此型亦以溶骨破坏为主，有的患者在病变区内有残存骨隔。可以有颌骨膨胀、骨膜反应及密质骨断裂。有的患者颌骨破坏广泛，类似溶骨性骨肉瘤改变；有的患者病变发生于下颌角及升支部，表现为溶骨破坏伴大量骨质增生，类似慢性边缘性骨髓炎样改变；有的患者病变为圆形或卵圆形，类似囊肿样改变。根据对朗格汉斯细胞组织细胞增生症患者追踪观察资料，在骨病损边缘从无硬化发展为出现硬化，从清晰锐利变得模糊不清，或骨病损内从无骨小梁结构发展为出现骨小梁结构时，均提示骨病变最终将会愈合。

　　3. 肺部改变　汉－许－克病和莱特勒－西韦病常存在肺部损害。汉－许－克病致肺门及肺间质性浸润，可发生纤维化。胸片常可见肺纹理粗乱，有纤细的条索状阴影由肺门向周围放射，肺门影可有增宽。在莱特勒－西韦病中，由于组织细胞呈结节状浸润，肺部可出现粟粒状阴影，颇似粟粒性肺结核。少数患儿肺泡纤维断裂，可形成肺大疱，甚至气胸。往往合并呼吸道感染，导致误诊为支气管肺炎。

❓ 思 考 题

1. 简述颞下颌关节紊乱病分类。
2. 简述颞下颌关节真性强直和假性强直的区别。
3. 简述颞下颌关节脱位的临床表现及影像学特点。

第十章 口腔种植影像学

第一节 口腔种植中的放射学检查方法

案例导入

患者，女，62岁，3个月前左下后牙因松动明显拔除，来我院口腔种植科就诊，要求种植固定修复。临床检查发现左下第一磨牙（36）缺失，缺牙区黏膜愈合良好，牙龈无明显异常，咬合关系基本正常，修复空间足够。

问题：1. 种植前需要做哪些影像学检查？
　　　2. 检查要点有哪些？

我国的口腔种植起源于20世纪70年代，近20年来得到飞速的发展，口腔种植放射学同样也得到了快速发展。口腔种植放射学可以在种植手术前充分了解颌骨的质与量，确定上、下颌骨内与种植体邻近的重要解剖结构比如鼻腔、上颌窦、下颌神经管等位置，以及可能存在的变异，从而制订正确的手术方案，确保种植成功。目前，常用的口腔种植放射学检查方法包括根尖片、曲面体层X线片，以及锥形束CT检查等。

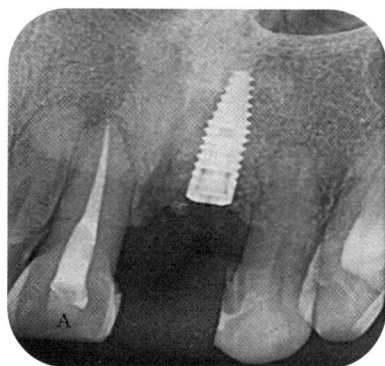

A. 前牙缺失

一、根 尖 片

根尖片为口腔颌面部应用最广泛的一种检查方法，根尖片在没有曲面体层X线片和锥形束CT时，是种植手术主要的检查方法（图10-1）。根尖片可以获得比较准确的种植床信息，主要用于判断缺牙区骨的密度、骨的高度，种植体与邻牙的近远中向位置关系，但由于根尖片显示范围较小，且只能显示二维图像，有重叠影像，不能显示上颌窦内具体情况等，因此大多数情况下作为种植术后检查，对种植体周围骨愈合情况做判断，可较好地显示种植体与周围骨组织进行骨结合的程度，另外根尖片对观察前牙区不同时期骨质和骨量的变化有很好效果（图10-2）。

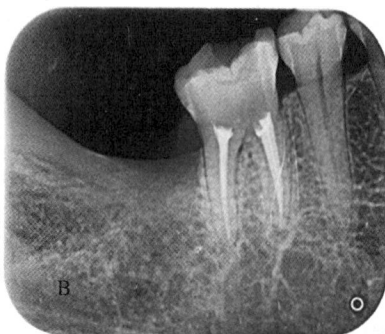

B. 后牙缺失

图 10-1　根尖片

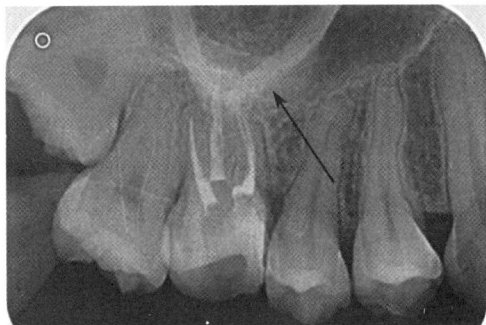

图 10-2 通过根尖片观察上颌窦底（箭头所示）

二、曲面体层 X 线片

曲面体层 X 线片又称全景片，是口腔颌面部常用的一种 X 线检查方法，其能够显示上、下颌骨及全口牙齿的影像，可以显示颌骨、鼻腔、上颌窦、下颌神经管、颏孔等重要解剖结构，也可以显示牙槽嵴高度、骨小梁结构、根尖周组织变化等情况（图 10-3）。

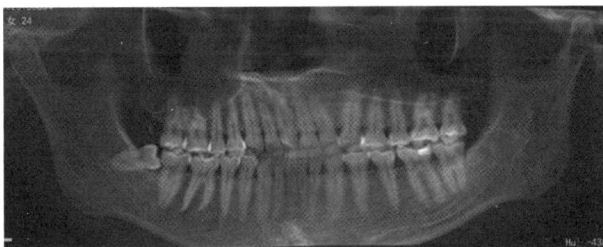

图 10-3 曲面体层片

曲面体层片检查方法可精确评估患者的余留牙状况，具有良好的放射剂量小、舒适度高、操作便捷等优势。在锥形束 CT 普及前临床多将曲面体层片作为口腔种植的术前初步评估方法。其可以测量种植区骨量的高度和近远中宽度，种植体术后的位置和方向，虽然曲面体层片检查方法具备诸多优势，但其同样存在一些不足：①无法精确显示牙列缺损患者的颌骨结构；②图像分辨率及清晰度偏低，检查结果易产生失真或放大问题；③曲面体层片扫描所得影像为二维图，临床医生难以从图像中获取颌骨的立体效果及横截面效果，影像容易发生重叠，口腔种植患者的下颌神经管颊舌走向、上颌窦底处定位不准确。

为了矫正曲面体层拍摄中的失真，确定失真率的大小，临床上多在拍摄时加上人工标记（直径 5mm 的钢球），以便准确评估缺失牙部位周围解剖结构的真实情况。数字化曲面体层 X 线片可以利用自带软件直接或通过标记间接测量牙槽嵴的高度和长度，也可增加图像的对比度和清晰度后使用局部放大功能，帮助医生清楚地观察局部的牙齿及牙周等情况（图 10-4）。

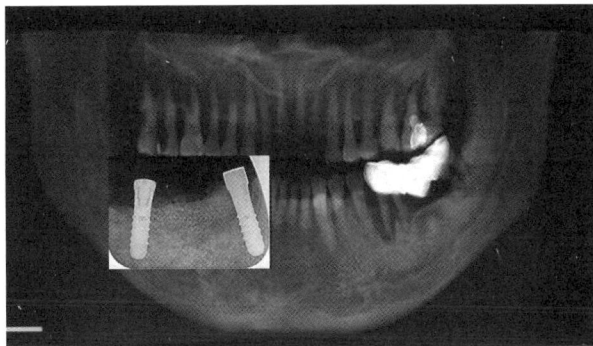

图 10-4 用透镜观察局部结构

三、锥形束 CT 检查

口腔颌面部锥形束 CT 的成像原理是用 CT 扫描运用平板探测器、锥形束放射源，围绕牙列缺损患者头部旋转 180°～360°，获取各角度下患者冠状位、轴位及矢状位的图像信息，锥形束 CT 检查已普遍应用于口腔种植术前设计与术后相关检查。相较于其他检查方法，锥形束 CT 检查更为精准和有效，可以一次扫描上、下颌多个种植部位，通过软件对扫描结果进行三维重建，重组出颌骨冠状面、矢状面、横断面、全景及三维立体图像（图 10-5）。

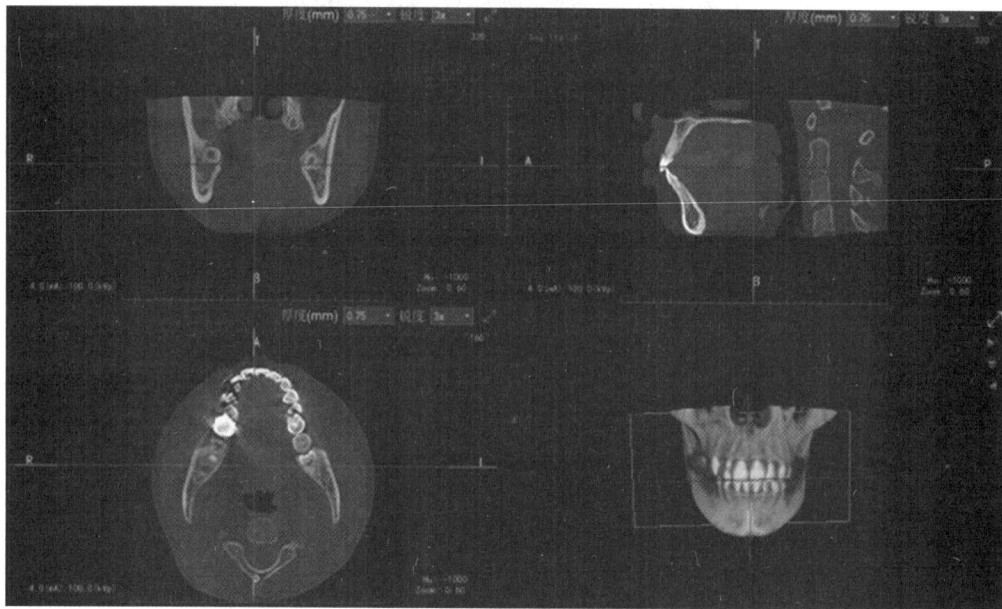

图 10-5　锥形束 CT 影像

医生可以通过图像掌握颌骨的形态、颌骨质与量、三维的牙槽嵴结构，以及与种植相关的重要解剖结构，对线距和角度进行准确的三维测量。锥形束 CT 的扫描数据还可以用于种植体选择与位置的设计、种植导板的计算机辅助设计与制作、口腔种植辅助导航种植手术等术前设计（图 10-6）。

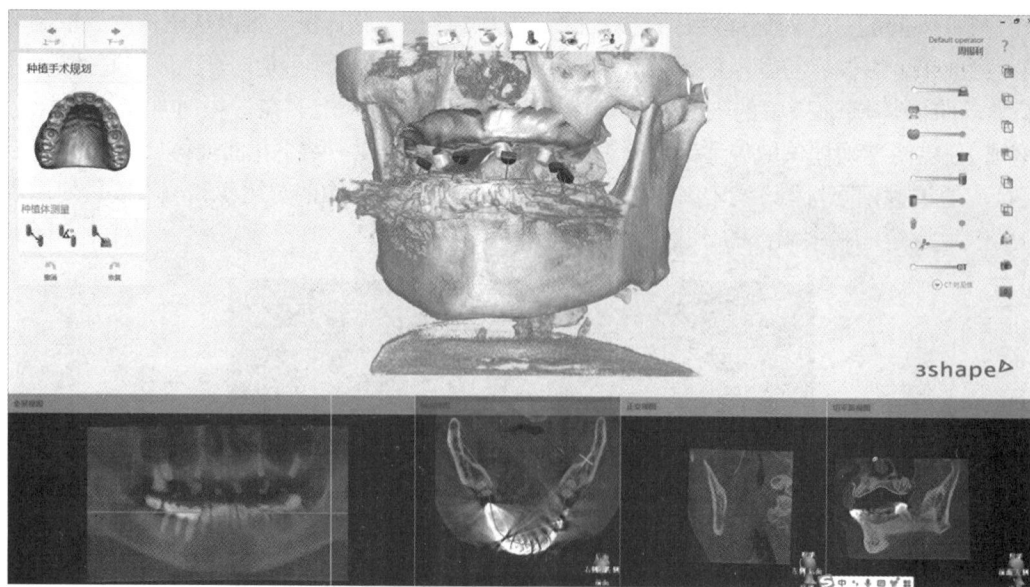

图 10-6　植体选择与位置的设计

口腔颌面部锥形束 CT 在口腔种植中的主要用途如下。

1. 术前检查　主要了解种植区骨质密度、长度、宽度及高度，清楚看到重要组织结构，如上颌窦底到牙槽嵴距离，上颌窦内的各种病变，下牙槽神经管到牙槽嵴距离，确定手术方案，避免损伤重要组织。

2. 种植手术中　术中出现明显疼痛或明显出血，种植体移位或消失，可以做锥形束 CT 协助诊断。

3. 种植术后评价　术后拍摄锥形束 CT，可以了解种植体位置、方向、深度及植骨状况，如果行上颌窦提升术，可以了解上颌窦术后改变。二期手术前拍片，可以了解种植体与周围骨质愈合情况、植骨成骨情况，以便决定二期手术时间。

锥形束 CT 的局限性：①锥形束 CT 因为密度分辨率低，无法对软组织的解剖结构形成清晰影像；②无法消除种植体或口腔其他金属修复体的伪影，影响准确诊断；③锥形束 CT 需要较大的存储空间，如果储存片量过多会影响传输速度。

第二节　口腔影像学在口腔种植临床中的应用

一、上颌后牙区种植

（一）上颌窦解剖特点

上颌窦为上颌体内的锥形空腔，形状不规则，大小不尽相同，一般是左右对称的，同一个体两侧的上颌窦差异较小（图 10-7）。窦壁大部分由薄的密质骨构成，内有松质骨，最薄处只有密质骨。窦壁内面被覆上颌窦黏膜。上颌窦的形状与上颌体基本一致，由一尖、一底及前、后、上、下四壁构成。

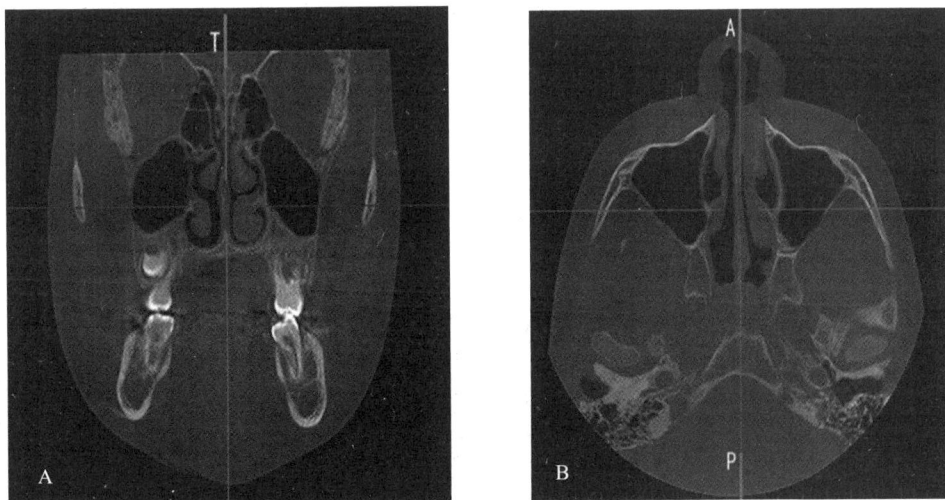

A. 冠状位示同一个体右侧上颌窦体积大于左侧上颌窦　　　B. 水平面示同一个体双侧上颌窦体积有差异

图 10-7　上颌窦

上颌窦与上颌后牙牙根关系密切。其下壁由前至后盖过上颌第二前磨牙至上颌第三磨牙的根尖，其中上颌第一磨牙根尖距离上颌窦下壁最近。下壁与牙根之间的骨质厚度差异很大，多数较厚，少数很薄，极少数无骨质，仅以黏膜覆盖（图 10-8）。拔牙时应注意避免将距离上颌窦底较近的牙根推入上颌窦内或穿通窦壁，导致上颌窦瘘。

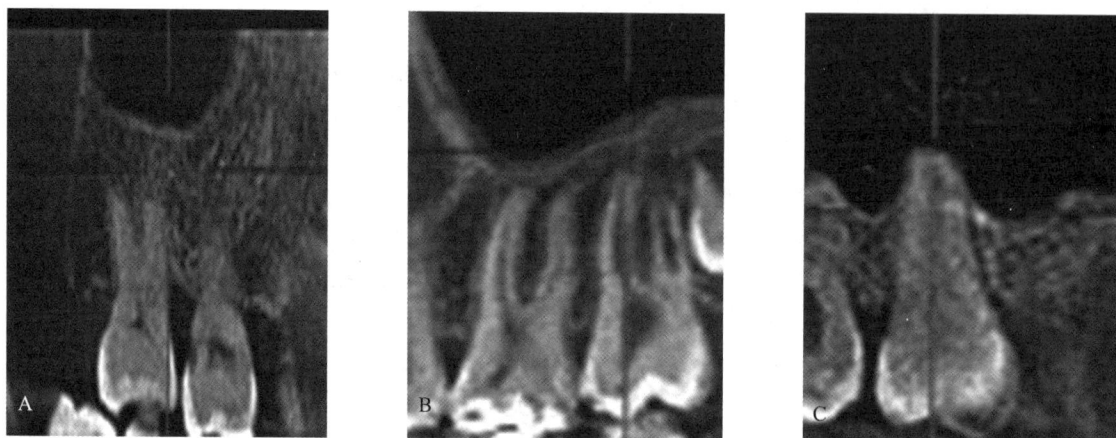

A. 根尖与上颌窦之间有较多骨质间隔　　B. 根尖与上颌窦底之间只有一层很薄的骨质　　C. 根尖与上颌窦底仅有一层黏膜

图 10-8　根尖与上颌窦

（二）上颌窦底提升术

上颌后牙区牙槽嵴顶到上颌窦下壁之间的骨质比较疏松，其骨量由于上颌后牙长时间缺失导致的牙槽骨吸收或上颌窦的气化等原因少于 10mm，因此在种植手术中需要通过上颌窦底提升术进行骨增量。该技术由美国的塔图姆（Tatum）医生于 1977 年在阿拉巴马种植会议上第一次提出，经过多次改进方法后，目前已成为常规的、具有较高成功率的上后牙区骨增量技术。根据开窗路径不同，可分为经牙槽嵴顶的上颌窦内提升术，以及经上颌窦侧壁开窗的上颌窦外提升术。

由于上颌窦是一个相对复杂的三维结构窦腔，医生需要在术前对上颌窦进行三维立体的判断。锥形束 CT 的使用，可以帮助口腔科医生获得清晰的上颌窦三维图像，从而对一些重要解剖结构进行测量和判断，有助于选择适合的上颌窦提升术式。缺牙区剩余牙槽骨高度是决定术式的主要因素，通常的原则是当剩余牙槽骨高度在 5 ～ 8mm 时，行上颌窦内提升术，可同期植入种植体；当剩余牙槽骨高度小于 5mm 时，行上颌窦外提升术，上颌窦外提升术损伤相对较大，术后反应较重。随着种植技术的发展，即使剩余骨量高度为 2 ～ 3mm，也可以行上颌窦内提升术，根据具体情况种植体是否有初期稳定性决定同期或分期植入种植体（图 10-9）。术中需要避开上颌窦底有间隔的位置及上颌窦内部有较粗血管的位置（图 10-10）。另外上颌窦内有炎症和囊肿病变时，手术前要做好风险评估。

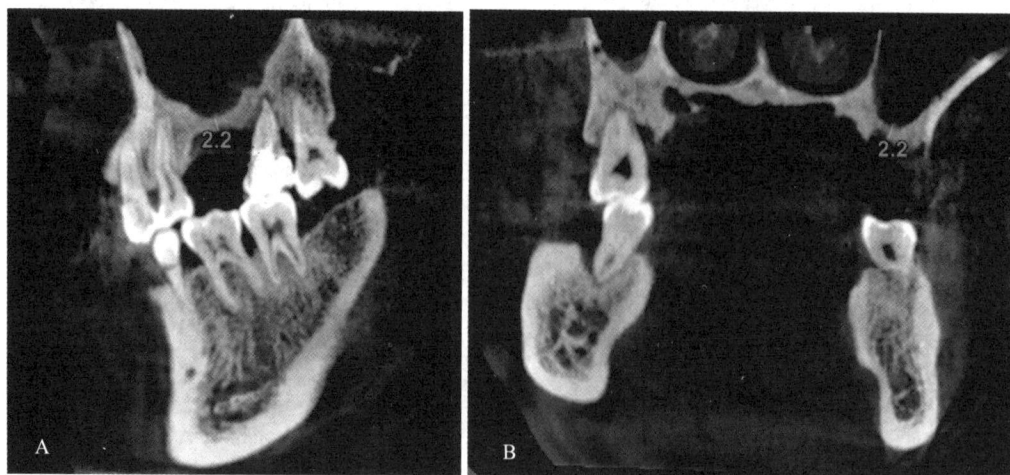

A. 矢状面　　　　　　　　　　　　　　　　　B. 冠状面

图 10-9　26 缺失，锥形束 CT 示剩余牙槽骨高度为 2.2mm

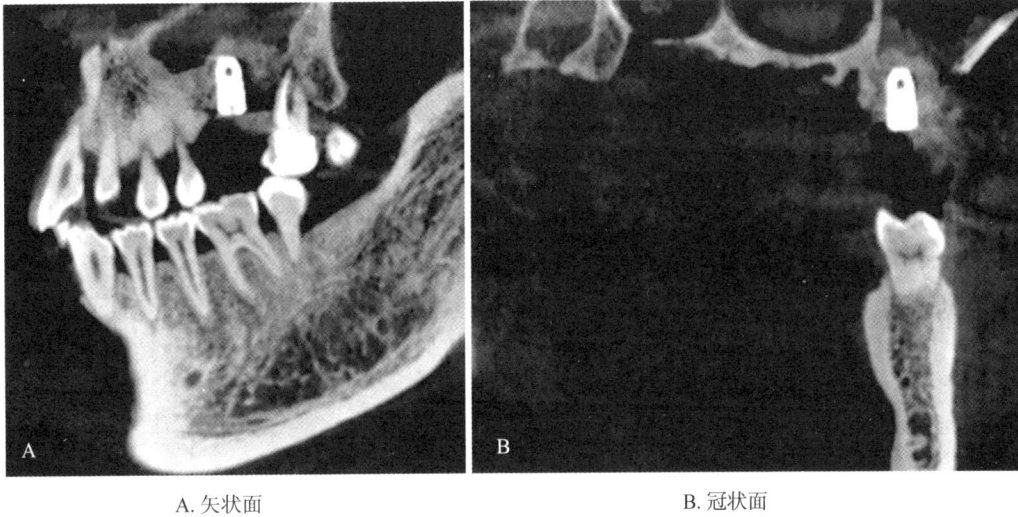

A. 矢状面   B. 冠状面

图 10-10 上颌窦外提升术,同期植入种植体

二、前牙区种植修复

前牙区种植术前拍摄锥形束 CT,可以准确判断牙槽嵴宽度、高度、倾斜度及是否存在倒凹,从而判断是否术中采取骨增量手段(图 10-11)。若牙槽嵴宽度、高度充分,手术方法相对简单,仅牙槽嵴横行切开翻瓣,避免垂直松弛切口,减少患者创伤。为保证修复的美学要求,如骨量基本正常,需要将种植体植入邻牙釉牙骨质界根方 2 ~ 3mm(图 10-12)。

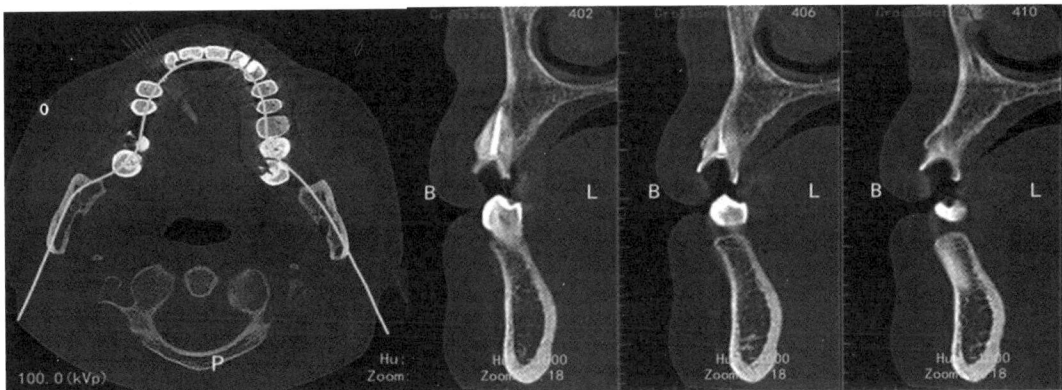

图 10-11 术前锥形束 CT,骨量理想

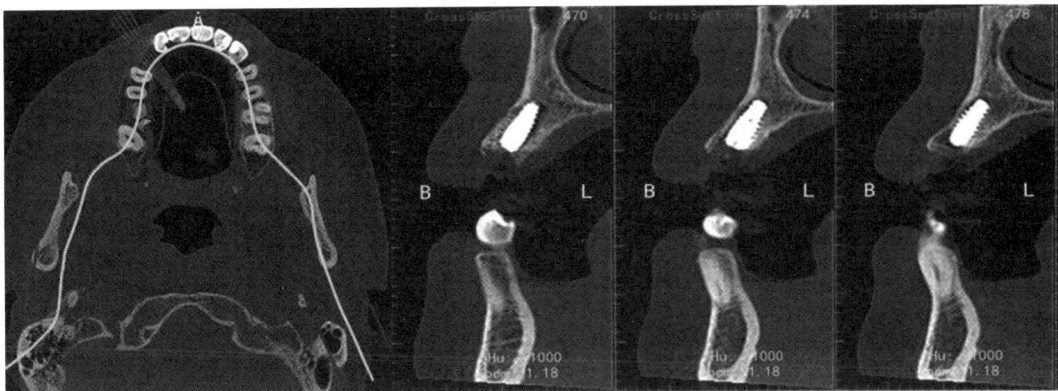

图 10-12 术后锥形束 CT

上前牙区造成牙槽骨的高度和宽度不足的后果大部分是由于外伤、牙周病、肿瘤或拔牙后生理性吸收等原因造成的，临床上需要采用骨劈开、骨撑开、膜引导骨再生技术、ONLAY 等骨增量技术来增加骨量。

三、下颌后牙区种植

术前拍锥形束 CT 片，判断缺失牙区骨量，是下颌后牙种植修复的重要手段。下颌后牙是最容易龋坏的牙齿，如治疗不及时龋坏严重需要拔除，因为牙缺失时间过长或根尖病灶较大，牙槽骨吸收较多，管嵴距（下颌神经管上壁到牙槽嵴距离）较短，如果术前测量不准确或者术者经验不足，手术过程中容易损伤到下颌管，可能造成下颌神经损伤，会导致同侧出现下唇麻木症状，有时损伤是永久性的。因此手术要保证种植体到神经管上壁有 2 ～ 3mm 的安全距离。

四、即 刻 种 植

随着种植技术的发展，即刻种植越来越广泛地应用于种植牙手术中，即刻种植可以减少患者缺失牙时间，避免做 2 次手术，尤其可以避免牙槽骨过多吸收由外伤、牙周病等原因造成的前牙区缺损，由于涉及前牙区的美学修复效果，因此临床上需要使用锥形束 CT 帮助医生在术前清晰、准确地判断唇侧骨板的完整性或缺损的范围，对决定采用即刻种植、早期种植还是延期种植至关重要（图 10-13）。即刻种植要求医生经验丰富，要保证种植体的初期稳定性，一般上颌前牙种植偏向腭部，后牙种植多在牙槽间隔位置。

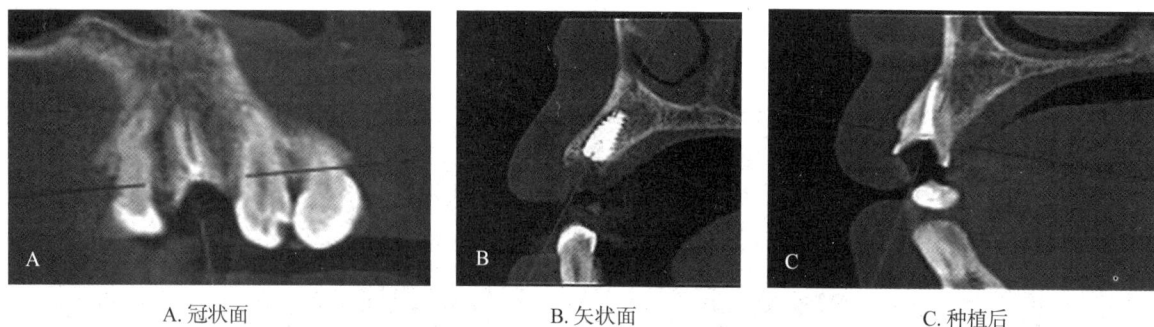

A. 冠状面   B. 矢状面   C. 种植后

图 10-13   11 冠折即刻种植

五、全口种植义齿修复

全口牙列缺失患者，临床上采用的种植修复方法为全牙列种植固定义齿修复和全牙列种植覆盖义齿修复。全口牙列缺失后会导致牙槽骨有较为显著的吸收，而患者种植需要有足够的骨量，尤其需要足够的牙槽嵴高度来进行全牙列种植固定义齿修复。术前拍摄锥形束 CT 片，通过对骨量的测量决定种植牙的数量及位置。也可以利用锥形束 CT 术前设计制作种植导板，提高种植牙的精确度。近几年随着技术的发展，即拔即种、即刻修复已广泛应用于临床中，患者种植后即刻修复，满足患者咀嚼食物的功能要求。如果骨量过少，在前牙区种植 2 ～ 4 颗种植体，做杆卡式全牙列种植覆盖义齿修复，其固位良好，且费用相对较低，可以满足患者的功能要求。

在锥形束 CT 的辅助下，医生可以在术前掌握如鼻底、颏孔、上颌窦前壁等重要结构的位置，通过放射导板或导航手术确定种植体的植入部位与方向，减少术中翻瓣范围，进而减轻术后反应（图 10-14）。

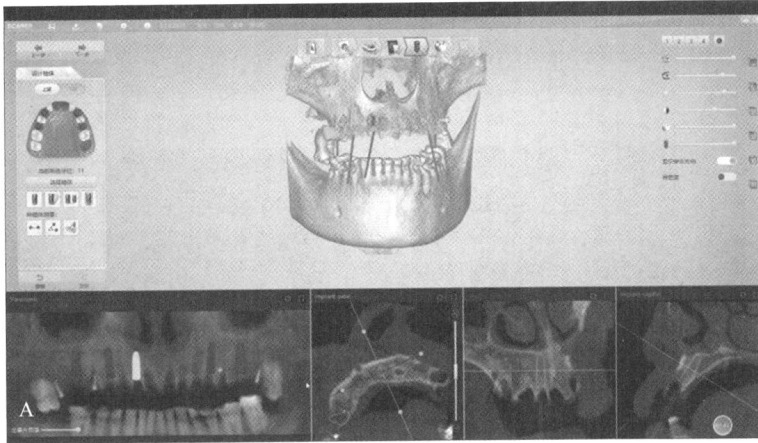

A. 种植体位置设计

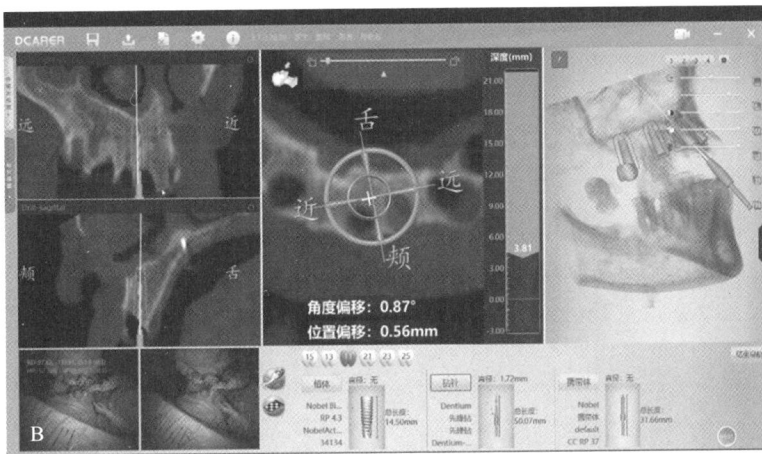

B. 种植导航

图 10-14 上颌牙列缺失后种植

六、在种植术后应用

口腔种植技术已经非常成熟，但多种原因有时也会导致种植失败。其中医生对影像的理解程度不够，或对于种植术过程中的风险评估不足等，抑或是种植经验的不足等，导致应该植入牙槽骨及颌骨相关正确位置的种植体没有到达正确位置，从而造成治疗失败甚至使得患者受伤等严重后果。以下问题可以通过影像学帮助做出诊断。

（一）种植体位置不正

由于术前对种植区域评价存在问题，或者是因为种植术中操作失误等原因，最终种植体偏离了牙槽骨的位置被植入。这种情况在术后的牙片或曲面体层 X 线片上往往无法正确判断（图 10-15），因为其无法显示颊舌向变化，必须通过锥形束 CT 检查才能判断种植体的方向。

（二）植体进入上颌窦

种植体进入上颌窦并不常见，往往是由于医生对上颌骨解剖结构掌握不佳或经验不足而发生，或者患者术后发生严

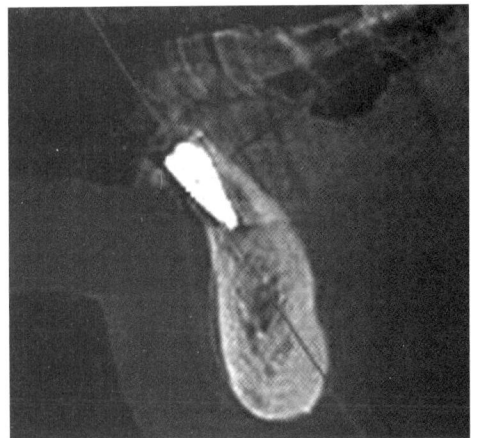

图 10-15 种植体根部偏唇侧

重的上颌窦炎，进入上颌窦的种植体，其位置与方向不确定，需拍摄锥形束CT经过三维重建后可清晰显示种植体的位置及与相邻结构之间的关系，确定种植体位置，通过牙槽嵴进路或者上颌窦前壁开窗，取出种植体（图10-16）。

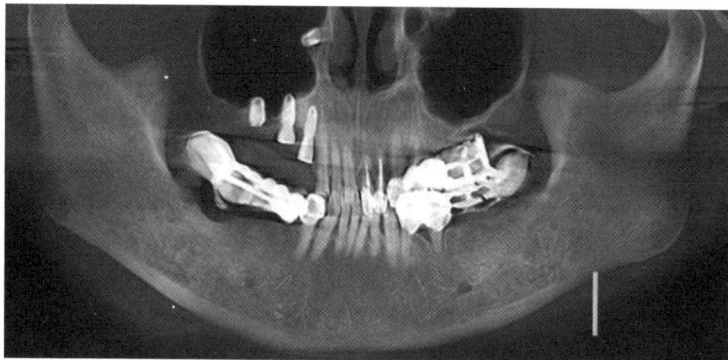

图10-16　种植体进入上颌窦

❓ 思 考 题

1. 锥形束CT在临床中主要应用有哪些？

2. 简述上颌窦底提升术可以同期植入种植体的条件。

3. 种植体如掉入上颌窦内应如何处理？

本章数字资源

第十一章　口腔颌面部其他影像学检查

口腔影像学检查除常用的 X 线检查牙片、曲面体层片、锥形束 CT 外，还有超声、核素、核磁共振等检查。

第一节　口腔颌面部超声检查

超声检查是利用超声波在人体组织中传播特性进行疾病诊断的一种无创性检查技术。近年来高频探头、超声造影、三维彩超成像等新技术的出现，使超声在浅表器官应用得到迅速发展。超声检查的优点是无创伤、无痛苦，对软组织分辨率高，可动态观察，且操作简便，费用低廉；其局限性是超声波难以穿透含气器官及骨组织。近年来，超声检查的临床应用范围不断拓宽，对口腔颌面部疾病的诊断和鉴别诊断能力也不断提高。

一、基 本 原 理

超声波是频率高于 20 000Hz 的声波，诊断用超声波是由高频电磁波经压电换能器转换而成。它在介质中传播有以下特点：①当声源直径远大于波长时，其以束状呈直线向前传播。②随着传播距离增加，声能逐渐衰弱，不同介质对声能吸收不同。因人体各层组织和病变的密度不同，声阻抗也有差异。超声波在人体组织中传播遇不同的声阻抗界面即发生反射。不同的组织和病变对声能的吸收和衰减不同，形成了不同的回声。再由换能器转变成电能，经接收放大及信号处理后，加到显像管上，以光点的亮度表示回声的强弱，用二维的方式形成一幅局部切面结构图像。分析正常和不同病变的回声图表现，与临床及病理结合进行疾病诊断。

二、检 查 技 术

1.对设备的要求　超声检查对组织分辨率与超声波的频率成正比，即频率越高分辨率越高。但其衰减系数也随频率的提高而增大。口腔颌面部组织结构复杂，位置表浅，使用仪器的探头频率应为 7.5 ～ 10Hz，以线阵式为宜。彩色多普勒超声检查设备除具备上述条件外，多普勒频率应在 5MHz 以上，高频重复频率在 500 ～ 1000Hz，低频滤波 50 ～ 100Hz，脉冲多普勒取样容积能小于 1mm，血流参数的计算功能要完善，带有多普勒能量图功能。

2.检查方法　一般采用直接探查，探头置病变区体表，做纵横或任意切面的扫查，对咽旁、颞下窝、骨深面的病变，可利用骨间隙做切线位扫查。对体表呈结节状者，加水囊采用直接探查，能清晰地显示病变浅部的形状及结构。用体积很小的腔内探头进行口内探查，可更直接地显示舌、腭和牙龈的病变，还可显示部分骨深面的病变。

3.观察项目　二维切面图观察病变的外形、边界及内部结构的性状，病变所占据的组织层次和与周围组织的毗邻关系。测量病变的大小及深度。彩色多普勒血流显像可观察病变区内是否有彩色血流显示，血流的多少、形态、性质、方向及彩色的明亮程度等。录取血流速度频谱，测量血流的速度、阻力等指标，计算血流量，全面了解病变区的血供情况。

三、正　常　图　像

（一）皮肤和皮下组织

皮肤组织回声较强，厚度为 0.5 ～ 3mm，一般直接探测仅显示深层皮肤厚 1 ～ 2mm，为无明显光点区。皮下脂肪层的回声为暗淡光点，呈网条样分布，厚 2 ～ 10mm。

（二）肌群

回声因厚度及层次多少而异，一般为均匀低回声，呈亮暗不一的粗光点，呈层带分布。较厚的如咬肌、胸锁乳突肌等肌纤维的声像图光点的分布规律而形象，肌肉收缩时厚度增加。

（三）面颈部血管

较粗的动脉管壁厚为稍强的线状回声，静脉管壁较薄，回声弱而细。管腔内的血流呈无回声的液性暗区。内径大于 2mm 的血管即可显示二维图像。彩色多普勒血流显像能检出内径小于 1mm 的血管内的血流，并用红、蓝色加以标识，迎向探头的血流为红色，背离探头的血流为蓝色。动脉血流呈有节律的闪动，静脉血流多呈持续性，节律不明显。纵切血管血流呈束条状，横切呈圆形点状。

（四）神经

用分辨力强的机型，纵切较粗的神经为少许暗淡光点，呈束条状，相互平行，内无血流显示。

（五）唾液腺

颌面部有三对较大的唾液腺，即腮腺、下颌下腺、舌下腺。腺体表面覆以被膜，由腺上皮构成的腺实质被结缔组织分为许多小叶。重要的导管、血管和神经在结缔组织内走行。

1. 腮腺　声像图纵切呈梭形，横切呈楔形，升支浅面厚 5 ～ 8mm，下颌后凹部厚 21 ～ 28mm。腺实质回声为中等密集光点，分布均匀。腮腺的浅筋膜较厚而致密，呈稍强的细线样回声，深筋膜薄而不完整，常显示不清。腮腺的主导管走行在咬肌前面，在腮腺前缘向内穿过颊肌进入口腔，彩超显示纵切呈管道样液性暗区，管壁平滑，回声较强，当唾液无存留时，超声测值内径约 0.5mm，分支导管呈条索线样回声。颈外动脉穿过腮腺实质，其浅面尚有下颌后静脉通过，面神经自腮腺后方进入腮腺，于下颌后静脉浅面分支前行（图 11-1）。

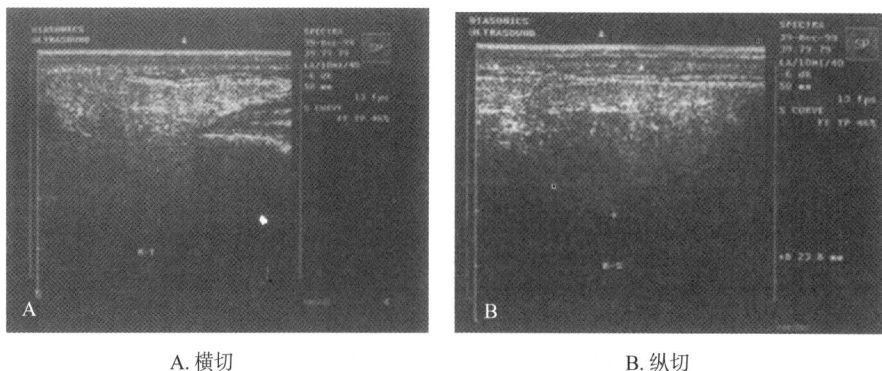

A. 横切　　　　　　　　　　　　　　B. 纵切

图 11-1　正常腮腺声像图

2. 下颌下腺　多位于下颌舌骨肌浅面，声像图纵切呈长三角形，横切近似等边三角形，厚 20 ～ 25mm，腺实质为中等密集光点，浅筋膜完整，线状回声较腮腺弱。深面口内侧与舌下腺相邻处边界不清楚，主导管自腺体内侧面自下而上前行，呈细管道样液性暗区，内径与腮腺类似，面动脉及其分支在腺体内的彩色血流信号丰富（图 11-2）。

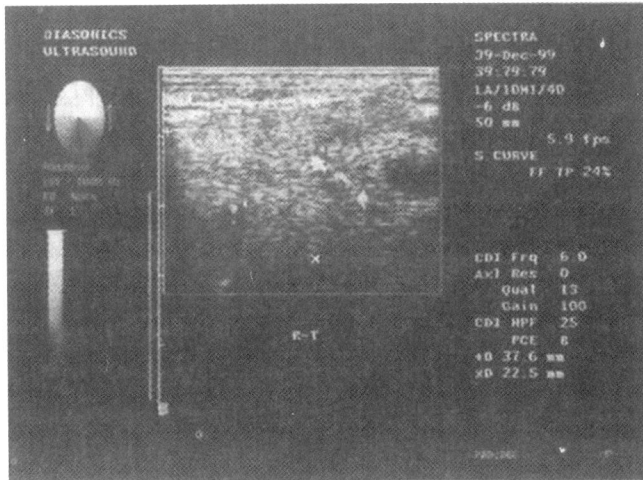

图 11-2　正常下颌下腺横切声像图

3. 舌下腺　位于下颌舌骨肌之上，声像图纵切横切均为类圆形，纵切前后径稍长略显不规则，厚 9～13mm，腺实质亦为均匀中等密集光点，包膜薄而不规则，边界不如腮腺和下颌下腺清楚。彩色多普勒血流可显示舌动脉的分支进入腺体内，呈细线状血流束（图 11-3）。

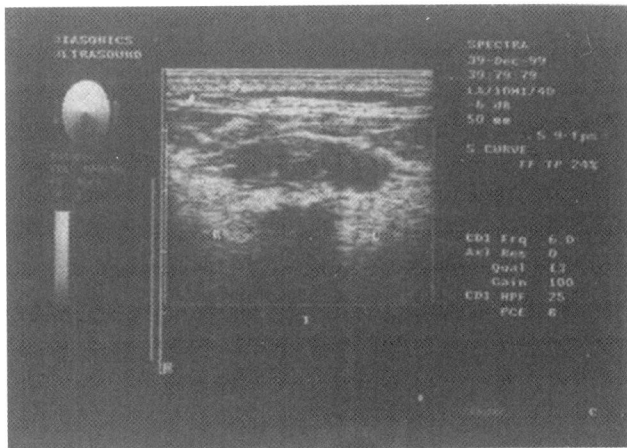

图 11-3　正常舌下腺横切声像图

（六）淋巴结

　　面颈部淋巴结丰富，正常淋巴结直径 1mm 左右，二维声像图显示不清。当淋巴结因病变增大，厚度大于 2mm 时易于辨认。淋巴结的被膜回声为较暗淡的线状，与周围的脂肪、肌肉组织有明显的界限，呈扁圆形，内部回声为少许暗淡光点，不容易区分皮质与髓质的界限。多普勒能量图可显示单一的血管束自淋巴门进入淋巴结内。多普勒血流图则难以显示血流。因炎症或肿瘤引起单个或多个淋巴结肿大，超声检查可辨认淋巴结的图形和分布特点，对肿块性质的鉴别有意义。

（七）舌

　　舌体的声像图用凸阵探头较易完整显示，舌背及周边的边界较清，舌腹侧与颏舌肌的边界不甚清楚。外形纵切呈弓形，横切呈类元宝形。内部回声为暗淡稍粗的光点。彩色血流，横切可见两条对称的舌动脉终末支进入舌体内。

四、临床应用价值

1. 软组织急慢性炎症　能显示筋膜间隙增厚的程度；测量淋巴结的大小，了解脓腔液化的程度；测量三对大唾液腺的大小，了解内部结构的变化，导管有阻塞时能显示导管扩张的程度，寻找阻塞的部位及原因，能较准确地鉴别唾液腺的慢性炎症及肿瘤。

2. 软组织囊肿　根据不同的组织层次及内部回声特点，诊断明确，准确率较高。

3. 肿瘤　超声波能检出软组织肿瘤的存在，尤其能较准确地测量出位置较深、临床不易触及的肿物的大小和深度。根据内部回声和彩色血流的特点，结合外形及边界情况，为临床提供肿瘤性质的诊断依据。

4. 骨组织病变　当炎症、肿瘤累及骨质，造成密质骨破坏吸收时，超声能显示其病变图形。根据内部回声可以分辨肿物的囊、实性及血供情况，骨髓炎及恶性骨肿瘤的回声有一定的特异性，可作为辅助检查的补充，对临床有诊断意义。

5. 彩色多普勒血流显像的诊断价值　用红、蓝色不同方向的血管内的血流，能更逼真地显现不同血管的内径及形态，检查者容易分辨血管与周围组织的结构关系。能清晰地显示肿物内部血流分布、性质。通过测量血流速度频谱的参数，可了解肿物的血供情况，为鉴别肿物的性质提供了新的方法。颌面部肿瘤，无论良恶性，都需明确与颈部大血管的关系，如血管被肿瘤包绕、两者有无粘连或贴近、受压变细、移位等；进出瘤腔的血管有无增粗，血流量有无增多等；特别是为鉴别颈动脉三角区的肿瘤提供了简便、准确、无创的方法。

术前利用超声多普勒探测组织瓣供区血管的行径，测量血管的内径及距体表的深度，为肿瘤和创伤所致畸形的修复选择皮瓣、制订正确的手术方案提供依据，并且是判定游离皮瓣吻合的通畅程度及皮瓣成活与否的重要方法。

6. 介入性超声　是在超声引导下完成的诊断和治疗方法，它是使用专用的穿刺探头，在二维图像同时显示下做细针穿刺，抽取极少量的组织标本和体液，供组织学、细胞学或细菌性检查，在不手术的情况下能获得明确的诊断。在二维图像引导监视下，也可以进行化学药物注射或微粒植入治疗囊肿、肿瘤等病变，与其他方法相比，有损伤少、痛苦小、操作简便、相对安全等优点。在组织结构复杂的深部手术中，利用超高频探头，寻找异物或观察病变与周围组织的关系，图像清晰、定位准确，可扩大手术视野，利于手术的成功。

第二节　口腔颌面部放射性核素显像

放射性核素显像（简称核素显像）是一种以脏器和病变聚集放射性显像剂的量为基础的显像方法，将含有放射性核素的药物引入人体，由于这些放射性药物可以发射出穿透组织的核射线，用核医学显像仪器显示其放射性分布、聚集及代谢情况，以达到诊断疾病的目的。其主要优点是：①核素显像是功能依赖性显像，所显示出的功能性改变多为病变的早期表现，有利于一些疾病的早期诊断；②选用特定显影剂显示特定脏器或病变，有较高的特异性；③核素显像可提供数字化信息，便于定量测定各种参数。由于放射性显像剂的聚集量与局部血流、功能及代谢等功能性因素有关，因此，核素显像主要反映有关脏器及病变的功能状况，而不同于一般的结构性显像。目前常用的显像仪器为 γ 相机和单光子发射计算机体层照相机。

一、显像剂及其应用

口腔颌面部常用的显像剂有以下几种。

1. 高锝酸盐离子（$^{99m}TcO_4^-$）　高锝酸盐离子是口腔颌面部常用的显像剂，适用于唾液腺功能的评价，对沃辛瘤具有较高的诊断价值。

2. ^{99m}Tc 标记的磷（膦）酸盐　可用于显示颌面骨肿瘤的骨破坏范围，敏感性较好。

3. 放射性核素标记的博来霉素（bleomycin）　以放射性核 ^{111}In 和 ^{99m}Tc 标记抗肿瘤药物博来霉素，可用于头颈部肿瘤的诊断。

4. 二巯基丁二酸钠　具有亲肿瘤的特性，对于原发性头颈部肿瘤，特别是鳞状上皮癌，具有较高的灵敏度和较强的特异性。

5. 放射性核素 67Ga、201Tl　利用其金属离子的亲肿瘤特性，直接被相关肿瘤吸收。

二、唾液腺核素显像

1. 原理　唾液腺发生疾病时，腺体对核素的摄取和排泄发生改变，根据变化做出诊断。核素显像对唾液腺动态功能定量检查简便、无创、可重复，被认为是目前唾液腺功能检查的首选方法，对唾液腺造影困难者尤为适用。

2. 适应证　炎性疾病需做动态功能定量检查；腮腺肿物怀疑为沃辛瘤者；需要确定先天性唾液腺缺失或变异者；唾液腺造影困难者。

3. 正常图像　在静态正位像上，正常腮腺位于面部两侧，呈光滑的卵圆形，腺体内放射性分布均匀，两侧大致对称，正常情况下两侧的放射性分布可相差 10%。腮腺的内下方为下颌下腺，呈圆形或多叶形放射性聚集区，两侧对称，较腮腺稍小。颈部可见两侧对称的甲状腺高活性区，另外，鼻腔及头皮也可以看到一定的放射性分布。

在静态侧位像上，面中部偏下可见高放射性聚集区，呈卵圆形，边界较清楚，为腮腺组织，其内部放射活性分布均匀。前下方的高放射活性区为下颌下腺，下方相当于颈部可见甲状腺的高放射活性区。

正常唾液腺功能曲线呈横"S"形，在注射 ^{99m}TcO$_4^-$ 后唾液腺立即开始摄取，并逐渐增多，给予酸刺激后，唾液立即排泄，曲线迅速下降至最低点。约 6 分钟后，腺体开始再摄取，曲线上升。

评价唾液腺功能的指数包括摄取指数、分泌指数、摄取指数率、分泌指数率及功能指数等。

三、颌骨核素显像

1. 原理　骨病损会发生血供、代谢及成骨变化，可造成核素显影异常，从而帮助诊断。

2. 适应证　不明原因的颌骨疼痛，X 线检查阴性或可疑；口腔颌面部恶性肿瘤疑有颌骨受累，或确定为颌骨的转移瘤者；颌骨肿瘤病变范围不明确；颌骨肿瘤治疗后的随访。

3. 正常图像　放射性核素对称、均匀分布，鼻咽部及鼻窦区血流量较高，放射性也相对较浓聚。松质骨血供丰富，代谢活跃，放射性聚集较密质骨高。

第三节　口腔颌面部 MRI

MRI 是 20 世纪 80 年代开始应用于临床的一种检查技术。由于其可以清晰地显示软组织影像，可以在患者不更换体位的情况下，直接显示与身体长轴成任意角度的断面图像以及对人体无放射损害等优点，已得到了较广泛的应用。在口腔颌面部，主要用于累及范围广泛的肿瘤及颞下颌关节紊乱病的检查。

一、检 查 技 术

在进行口腔颌面部常规检查时，一般用头线圈进行颅面部横断面、冠状面及矢状面检查，可根据需要进行不同层数的连续扫描；必要时也可进行斜位扫描，以从不同角度观察病变范围。自旋回波序列为最常用的扫描技术。进行颞下颌关节检查时，应使用颞下颌关节专用表面线圈，对检查侧关节矢状面或斜矢状面连续扫描。无论进行矢状位还是冠状位扫描，扫描范围均需包括关节全部结构。

二、正 常 图 像

头横断面、冠状面及矢状面显示的不同断面的解剖结构与 CT 相同，但图像特点不同。在磁共振图像上，密质骨呈黑色无信号影像，而脂肪组织因含有大量可移动的氢离子，因而磁共振信号甚强，呈现高信号影像。骨髓内含有较多的脂肪组织，因而显示的信号亦较高（图 11-4）。其他软组织则因其含有成分不同而有不同的信号强度。腮腺和下颌下腺为脂性腺体组织，其信号强度高于周围肌肉组织。口腔颌面部正常组织磁共振信号表现（表 11-1）。

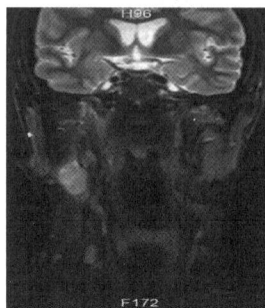

图 11-4　颈部肿物

表 11-1　口腔颌面部正常组织磁共振信号表现

	脂肪	肌肉	密度骨	骨髓	腮腺	下颌下腺	淋巴结	血管	关节盘本体部
T₁WI	高	中等	低	高	略高	中等	中等	低	低
T₂WI	高	中等	低	高	略高	中等	中等	低	

颞下颌关节矢状面正常图像表现为：闭口位时可见关节盘本体部呈双凹形态，其影像信号强度明显低于周围软组织。关节盘双板区信号相对较高。在关节盘双板区和后带之间可见明显的分界线（盘分界线），关节盘后带位于髁突顶部，盘分界线与髁突 12 点位垂线形成的夹角（盘分界线角）在 10° 之内。正常开口位图像可见关节盘本体部形态更为清晰，前、中、后三带易于分辨。关节盘双板区轮廓亦更为清楚，并可见其影像明显增宽、拉长。髁突、关节窝及关节结节的密质骨均显示为低信号的线条影像，髁突骨髓及关节结节内的骨髓均显示为高信号影像。在关节中部矢状面上可清楚地显示翼外肌的上下头影像。

颞下颌关节冠状面正常图像表现：经关节中部冠状面显示的关节图像较为满意。可见髁突内外径向的影像，骨髓质信号较高，表面有一层均匀的黑色线条围绕，为髁突表面的密质骨，在髁突顶部可见一信号偏低的窄条状关节盘影像，内外端分别附于髁突内、外极。同时尚可见翼外肌、翼内肌、咬肌及颞肌的影像。

第四节　口腔颌面部介入放射技术

介入放射学（interventionao radiology）是由梅尔吉莉丝（Margulis）于 1967 年首先提出。其含义包括两个方面：①采用介入放射技术获得病理学、细胞学、生理生化学、细菌学和影像学资料的一系列诊断方法；②采用介入放射的方法和技术，结合临床治疗学原理，治疗各系统疾病的一系列治疗技术。

介入放射学就诊疗技术而言可分为血管性和非血管性两部分。前者主要包括心脏及血管造影术、动脉药物灌注术、血管成形术、血管内支架放置术、心脏瓣膜成形术和射频消融术等。后者主要包括经皮穿刺活检、造影和内外引流术，经皮穿刺注药术，狭窄腔道的再通、扩张及内支架放置术，积液的静脉转流术，经皮椎间盘切吸术及结石处理技术等。

目前，颌面部的介入放射学主要限于颈外动脉系统的造影、药物灌注和栓塞治疗。大多经股动脉穿刺引入导管后再行颈外动脉及其分支的选择性或超选择性插管，亦可穿刺颈总动脉再插入导管。通过导管注入药物或栓塞剂进行诊断和治疗。

一、血管性介入放射学在口腔颌面部的应用

（一）血管畸形和血管瘤

血管畸形是目前行颈外动脉系统栓塞的主要疾病。栓塞前造影可进一步明确诊断，直接显示病变的

部位和范围、供血动脉、回流静脉和与周围血管的交通，以利于治疗方案的确定。栓塞治疗可分为术前辅助栓塞、根治性栓塞和姑息性栓塞三种，术前辅助栓塞多用可吸收材料栓塞，又称为暂时性栓塞，后两者使用不吸收或破坏血管的栓塞剂栓塞，又称永久性栓塞。术前辅助性栓塞可减少术中出血，保证手术切除的彻底性。根治性栓塞主要适用于外科手术难以到达部位的病变，或手术范围过大、会造成无法修复又令人难以接受的畸形，或多次手术失败者。栓塞剂可用聚乙烯醇、真丝微粒、无水乙醇或医用胶类等，同时可用不锈钢圈、铂圈或可脱球囊栓塞供血动脉，单纯动静脉瘘可直接栓塞瘘口。姑息性栓塞主要用于因各种原因不能手术切除，而单行栓塞又难以达到根治效果者，栓塞的目的是缓解临床症状。

（二）血管损伤

动脉造影比 CT、MRI、超声等检查更准确地显示血管本身的改变，尤其是在临床中有难以控制的出血且不知道出血的具体部位时，应首选动脉造影。较小的血管出血可通过导管注入血管收缩剂或明胶海绵、聚乙烯醇等进行栓塞止血。对有些深部多数细小血管出血，用保守治疗或手术结扎颈外动脉无效时，进行动脉末梢分支栓塞常可收到满意的效果。

（三）颌面部恶性肿瘤

介入治疗可作为一种姑息疗法或手术前后的辅助治疗。方法可向肿瘤供血动脉灌注抗癌药物进行区域性化疗，也可向供血动脉注入含抗癌药物的微球进行化疗性栓塞。单纯性动脉药物灌注可大大提高肿瘤组织的药物浓度，比静脉给药提高数十倍至上百倍，且抗癌药均直接进入肿瘤供血动脉产生首过效应，不受或少受与血浆蛋白结合和肝脏代谢的影响，更充分地发挥抗癌效力。此外，还可同时灌注血管紧张素 II 进行升压化疗，此药能选择性地提高肿瘤循环血流灌注压，从而进一步提高化疗效果。化疗性栓塞的微球可用明胶海绵和白蛋白等材料制成，内含顺铂、甲氨蝶呤、氟尿嘧啶等化疗药物，含药微球既可栓塞肿瘤的滋养血管切断其血供，又可缓慢释放抗癌药物，不仅提高了肿瘤组织的药物浓度，而且大大延长了肿瘤组织与抗癌药物接触的时间，其疗效更优于动脉药物灌注法，而化疗药物的毒性反应却明显减轻。

二、颌面部介入放射治疗的并发症及其防治

颈外动脉系统的介入放射治疗，其中栓塞可引起不同程度的颌面部疼痛、肿胀、张口受限、感觉减退、全身发热、恶心呕吐、食欲减退和白细胞降低等反应，除抗癌药物引起的白细胞降低可延续时间较长外，一般均在 1 周左右缓解消失，栓塞偶尔可造成颌面部皮肤坏死和咽旁水肿导致呼吸困难，需做特殊处理。颈外动脉造影和栓塞的严重并发症有广泛的动脉痉挛、面瘫、失明、脑梗死造成失语、偏瘫等，其发生率为 0.9% ~ 1.96%。一旦发生，后果严重，可造成永久性神经损害，甚至死亡。因此，在病例选择时要严格掌握适应证，在操作时要认真观察和分析造影图像，选择适当的栓塞剂，规范用药方法，密切观察患者的反应，一旦发生严重并发症，应积极配合临床进行活检和扩血管等治疗。

❓ 思 考 题

1. 简述超声检查的原理。
2. 简述 MRI 的影像学特点。
3. 介入治疗主要用于哪些方面？

本章数字资源

参考文献

1.Harnsberger H R. Diagnostic Imaging: Head and Neck ［M］. 3rd ed. Amirsys, 2016.

2.Islam M N, Ebrahimipour M H. CBCT in Dentistry: A Practical Guide ［M］. Wiley–Blackwell, 2019.

3.White S C, Pharoah M J. Fundamentals of Oral and Maxillofacial Radiology ［M］. Elsevier, 2022.

4. 张祖燕 . 口腔颌面医学影像诊断学［M］. 7 版 . 北京：人民卫生出版社，2020

5. 胡研平，张清彬 . 口腔颌面外科学［M］. 4 版 . 北京；人民卫生出版社，2021.

6. 张志愿 . 口腔颌面外科学［M］. 8 版 . 北京：人民卫生出版社，2020.

7. 王虎，欧国敏 . 口腔种植影像学［M］. 北京：人民卫生出版社，2013.

8. 马绪臣 . 口腔颌面医学影像诊断学［M］. 5 版 . 北京：人民卫生出版社，2008.

9. 马绪臣 . 口腔颌面锥形束 CT 的临床应用［M］. 北京：人民卫生出版社，2011.

10. 邹兆菊，马绪臣 . 口腔颌面医学影像诊断学［M］. 2 版 . 北京：人民卫生出版社，1997.

11. Barnes L, Eveson J W, Reichart P, et al. 头颈部肿瘤病理学和遗传学［M］. 刘红刚，高岩，主译 . 人民卫生出版社，2006.

12. 邱蔚六，余强，燕山 . 颌面颈部疾病影像学图鉴［M］. 济南：山东科学技术出版社，2002.